疑难杂症效验秘方系列

妇科疾病效验秘方

总主编　张光荣

主　编　刁军成

中国医药科技出版社

内容提要

本书精选妇科验方数百首，既有中药内服方，又有针灸、贴敷等外治方；既有古今中医名家经验方，又有民间效验方。每首验方适应证明确，针对性强，疗效确切，患者可对症找到适合自己的中医处方。全书内容丰富，通俗易懂，是家庭求医问药的必备参考书。

图书在版编目（CIP）数据

妇科疾病效验秘方/刁军成主编．—北京：中国医药科技出版社，2014.1
(2024.8 重印)（疑难杂症效验秘方系列）

ISBN 978 - 7 - 5067 - 6331 - 8

Ⅰ.①妇…　Ⅱ.①刁…　Ⅲ.①妇科病—验方—汇编　Ⅳ.①R289.5

中国版本图书馆 CIP 数据核字（2013）第 201812 号

美术编辑　陈君杞
版式设计　郭小平

出版　中国医药科技出版社
地址　北京市海淀区文慧园北路甲 22 号
邮编　100082
电话　发行：010 - 62227427　邮购：010 - 62236938
网址　www. cmstp. com
规格　710×1020mm ¹⁄₁₆
印张　15½
字数　247 千字
版次　2014 年 1 月第 1 版
印次　2024 年 8 月第 3 次印刷
印刷　大厂回族自治县彩虹印刷有限公司
经销　全国各地新华书店
书号　ISBN 978 - 7 - 5067 - 6331 - 8
定价　**35.00 元**

编委会

主　编　刁军成

副主编　方　家

编　委　（按姓氏笔画排序）

　　李俊波　陈纬洋　董　辛

前言

昔贤谓"人之所病，病病多，医之所病，病方少"，即大众所痛苦的是病痛多，医者所痛苦的是药方少。然当今之人所病，病病更多；当今之医所病，不是病方少，而是病效方少。故有"千金易得，一效难求"之憾。

《内经》云："言病不可治者，未得其术也"。"有是病，必有是药（方）"，所以对一些疑难杂症，一旦选对了方、用对了药，往往峰回路转，出现奇迹。

本套"疑难杂症效验秘方系列"包括肺病、肝胆病、肾病、高血压、中风、痛风、关节炎、肿瘤、甲状腺病、妇科疾病、不孕不育、男科疾病、骨关节疾病、脱发、皮肤病等，共计 15 个分册。每分册精选古今文献中效方验方数百首，既有中药内服方，又有针灸、贴敷等外治方。每首验方适应证明确，针对性强，疗效确切，患者可对症找到适合自己的中医处方，是家庭求医问药的必备参考书。

需要说明的是，原方中有些药物，按现代药理学研究结果是有毒副作用的，如川乌、草乌、天仙子、黄药子、雷公藤、青木香、马兜铃、生半夏、生南星、木通、商陆、牵牛子，等等，这些药物尤其是大剂量、长时间使用易发生中毒反应。故在选定某一验方之后，使用之前，请教一下专业人士是有必要的！

本套丛书参考引用了大量文献资料，在此对原作者表示衷心感谢！最后，愿我们所集之方，能够解除患者的病痛，这将是我们最为欣慰的事。

总主编　张光荣

2013 年 10 月

目录

第五章 闭 经

第六章 多囊卵巢综合征

第十一章　先兆流产

第十二章　产后子宫复旧不全

第十六章 不 孕 症

第十七章 子宫肌瘤

第十八章 卵巢囊肿

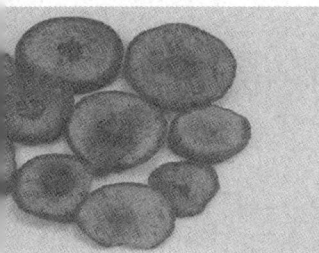

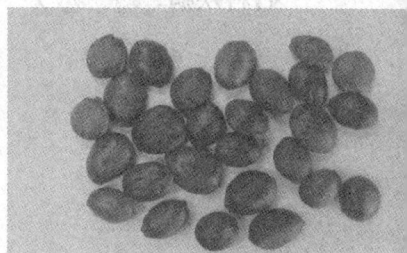

第一章

痛经

痛经分为原发性痛经和继发性痛经，本节主要讨论原发性痛经。原发性痛经是指妇女正值经期或行经前后出现周期性下腹部疼痛，或伴腰骶酸痛，影响正常生活。原发性痛经多见于青春期少女，初潮后1~2年内发病。育龄期妇女经期腹痛多继发于某些器质性病变，若无器质性病变出现经期疼痛者，可参照本病治疗。

本病的诊断要点：①妇女正值经期或经期前后7天内下腹疼痛明显，疼痛多呈阵发性、痉挛性，或呈胀痛或伴下坠感。疼痛常可放射至腰骶部、肛门、阴道及大腿内侧。②妇科检查及辅助检查，无明显阳性体征及器质性病变。

中医学认为痛经的发生，不外气血亏虚，胞宫失养和气滞血瘀，脉络不通。本病的基本治疗原则以止痛为主，注意经期与非经期的区别。经期治标止痛，平时审证求因治本。实证活血为主，兼以行气、散寒、除湿；虚证养血为主，兼以补气，调肝肾。

🪷 温经活血止痛方

当归 10g　川芎 10g　桃仁 10g　木香 10g　五灵脂 10g　生甘草 15g　香附 15g　生蒲黄 15g　延胡索 15g　赤芍 15g　益母草 25g　丹参 25g　炮姜 8g　细辛 4g

【用法】水煎服，每天 2 次，每日 1 剂。于月经前 1 周开始服药，连服 7 天。治疗 3 个月经周期为 1 个疗程。

【功效】活血化瘀，温经止痛。

【适应证】痛经（寒凝气滞型）。

【临证加减】少腹发凉或全身畏寒身冷者，加小茴香 5g、乌药 10g、肉桂 3g；气滞血瘀者，加茜草 10g、三棱 10g；气血亏虚者，加生黄芪 15g、白芍 10g、白术 10g；伴有妇科炎症，少腹灼痛者，加败酱草 15g、金银花 10g。

【疗效】以本方治疗痛经患者 46 例，结果治愈 30 例（临床症状完全消失，治愈后随访半年未出现经前或行经时小腹疼痛，伴附件炎者已愈）；有效 16 例（临床症状消失，停药后又出现经前或行经时轻微小腹疼痛，伴附件炎者减轻）；无效 0 例（未达到有效标准者）。

【来源】武步涛．自拟温经活血止痛方治疗痛经 46 例．中医研究，2006，19（1）：41－42

🪷 白芍香附止痛汤

白芍 30~40g　香附 30~40g　当归 15g　党参 10g　川芎 10g　延胡索 10g　艾叶 10g

【用法】水煎服，每天 2 次，每日 1 剂。月经来潮前 10 天开始服用，来潮时停用。

【功效】行气解郁，调经止痛。

【适应证】痛经（气滞血瘀、冲任失调型）。

【临证加减】寒湿凝滞者，加吴茱萸 6g、桂枝 6g、小茴香 6g、干姜 6g；

气血瘀滞者，加柴胡6g、枳壳10g、郁金10g、川楝子10g；气血亏虚者，加黄芪15g、熟地黄15g、龙眼肉10g、白术10g；肝肾亏损者，加阿胶10g、何首乌10g、山茱萸10g、枸杞子10g、女贞子10g、山药10g。

【疗效】以本方治疗痛经患者46例，以复方益母草膏为对照，白芍香附止痛汤对重度和中度痛经的有效率、治愈率和总有效率都显著高于复方益母草膏（$P < 0.05$），治疗组的疗效明显优于对照组。但对轻度痛经，两者均有效，无显著性差异。

【来源】修中建. 白芍香附止痛汤治疗痛经46例. 中医研究，2002，15（6）：28

当归芍药散加味

当归12g　白芍30g　川芎10g　茯苓12g　白术12g　泽泻15g
炮姜10g　艾叶12g　延胡索15g　小茴香10g　炙甘草12g

【用法】上方加水800ml，文火水煎2次，共取汁300ml，每次100ml，分早中晚3次空腹服用。每次月经前1周服用7剂，3个月经周期为1个疗程。

【功效】疏肝健脾，缓急止痛。

【适应证】原发性痛经（脾虚肝郁型）。

【临证加减】气虚者，加黄芪10g、续断10g；兼气滞者者，加木香6g、川楝子10g；兼有外感者，加羌活10g、防风9g；纳差者，加神曲10g、炒白术10g；阳虚畏寒蜷卧者，加制附子10g、肉桂3g；血瘀者，加蒲黄10g、五灵脂10g。

【疗效】以本方治疗痛经患者12例，治愈7例（经行腹痛消失，无周期性发作），有效3例（经行腹痛减轻，或腹痛止后经行3次内又复发），无效2例（经行腹痛未减轻），有效率占83.3%。

【来源】黄慧玲，黄谦峰. 当归芍药散治疗原发性痛经12例. 中医研究，2001，24（3）：42-43

定痛汤合耳穴贴压

失笑散9g　香附9g　没药6g　桂枝9g　威灵仙12g　石见穿20g
延胡索12g　当归9g　刘寄奴15g　小茴香5g（后入）

【用法】经前5天开始口服定痛汤，1周为1个疗程，连续治疗3个疗程。服药同时，配合耳穴贴压法，以王不留行籽贴压内生殖器、内分泌、交感、神门4个耳穴，每日3次揉压，每次30下，两耳交替，连续3个月经周期。

【功效】温通经脉，活血止痛。

【适应证】**原发性痛经（气滞血瘀、寒湿凝滞型）。**

【临证加减】若湿热瘀阻者，去桂枝、小茴香，加牡丹皮9g、红藤30g、败酱草30g、皂角刺20g；若气血虚弱者，加黄芪20g、鸡血藤15g；若肝肾亏损者，加杜仲15g、续断15g、牛膝12g。

【疗效】以本方治疗痛经患者120例，总有效率为98.3%。以经前口服消炎痛为对照，两组近期疗效相似，远期疗效治疗组优于对照组（$P < 0.05$），治疗组的血液流变学改善明显（$P < 0.05$）。

【来源】王玲，林芳. 定痛汤合耳穴贴压治疗原发性痛经120例. 福建中医学院学报，2008，18（1）：7 - 8

温经活血方

艾叶10g 小茴香10g 没药10g 吴茱萸6g 乌药15g 延胡索15g 川楝子15g 香附12g 桃仁12g 红花12g

【用法】上药水煎取汁400ml，日1剂，分2次温服，药渣可装入布袋，置于下腹部，上覆热水袋30分钟。经前1周开始应用。经后可服用艾附暖宫丸，1丸，日2次，连用3个月经周期。

【功效】活血化瘀，温经止痛。

【适应证】**痛经（寒凝血瘀型）。**

【临证加减】经色紫暗，血块多者，加三棱9g、莪术9g；小腹冷痛明显，甚则面青色白者，加肉桂3g、炮附子（先煎）6g；痛甚伴恶心、呕吐者，加制半夏10g、木香10g；经量多者，加五灵脂10g、蒲黄炭（包）15g。

【疗效】以本方治疗痛经患者65例，总有效率为95.4%。痊愈42例（疼痛消失，连续3个月经周期未见复发），好转20例（疼痛减轻或疼痛消失，但不能维持3个月以上），无效3例（疼痛未见改善）。

【来源】楚健子，刘玉芝，张健英. 温经活血方治疗寒凝血瘀型痛经65例. 陕西中医药，2004，5：414 - 415

逍遥散加减合拔罐

柴胡6g 白芍15g 茯苓15g 白术10g 薄荷（后下）3g 当归

10 甘草 5g 延胡索 15g 丹参 15g 香附 10g 煨生姜 3 片

【用法】每日 1 剂，水煎分 3 次温服，于月经前 7 日开始服，至月经干净后停用。同时选取如下穴位进行拔罐：气海、关元、中极、三阴交（双侧）、足三里（双侧）、地机（双侧），每穴留罐 10～15 分钟，每天 1 次，在月经前 1 周开始，经期暂停。3 个月经周期为 1 个疗程。

【功效】舒肝解郁，行气止痛。

【适应证】青春期痛经（肝郁气滞型）。症见：经期或经前出现周期性小腹疼痛，或痛引腰骶部，伴胸胁、乳房胀痛，或头晕头痛，手足厥冷，甚则昏厥。舌红或紫，或有瘀斑，脉弦。妇科检查未见异常，B 超检查示：盆腔未见器质性病变。

【疗效】以本方配合拔罐治疗痛经患者 42 例，总有效率为 95.24%，临床治愈 16 例（疼痛消失，连续 3 个月经周期未见复发），显效 18 例（疼痛减轻或消失，但不能维持 3 个月以上），有效 6 例，无效 2 例（疼痛未改善）。

【来源】杨弋，聂友源. 逍遥散加减配合拔罐治疗青春期痛经临床观察. 广西中医药，2013，（1）

理气活血方

当归 10g 川芎 10g 白芍 10g 红花 10g 丹参 20g 益母草 15g 延胡索 10g 川楝子 10g 香附 10g 乌药 10g 炙甘草 10g

【用法】水煎服，每天 2 次，每日 1 剂。于月经前 3 天服用至月经干净。

【功效】活血化瘀，理气止痛。

【适应证】痛经（气滞血瘀型）。

【临证加减】若恶心呕吐者，加旋覆花 10g、代赭石 15g；体虚气弱者，加黄芪 10g、党参 10g；胸闷、两胁胀痛者，加柴胡 6g、郁金 10g；小腹冷痛，得热痛减者，加小茴香 6g、肉桂 3g；心烦、舌尖红者，加连翘 10g、栀子 10g；腰痛者，加杜仲 10g、续断 10g。

【疗效】以本方治疗痛经患者 30 例，经 1 个疗程治疗后，治愈 21 例（服药后经期小腹疼痛，及其临床症状全部消失，连续 3 个月经周期再未复发者），好转 5 例（小腹疼痛明显减轻，其他症状消失或减轻，随访观察 3 个月经周期未加重者），未愈 4 例（腹痛及其他症状无改善或加重），总有效率 86.6%。

【来源】王建平. 理气活血方治疗痛经的临床研究. 四川中医, 2013, 29 (4): 94

活血定痛汤

熟地黄 30g　白芍 30g　丹参 20g　红参 15g　当归 15g　川芎 15g　延胡索（醋炙）12g　香附（醋炙）12g　乌药 12g　桃仁 10g　红花 5g　甘草（蜜炙）6g

【用法】水煎服，每天 2 次，每日 1 剂。

【功效】养血和血，行气化瘀，调经止痛。

【适应证】痛经（气滞血瘀型）。

【临证加减】如面色苍白、冷汗淋漓，或少气懒言语声低微，经血淡红量多，属气虚盛者，倍用人参，加黄芪 50g；如经血量少，色淡质稀，头晕心悸，属血虚盛者，加阿胶（烊化服）30g、枸杞 20g；如经血量少，色淡质稀，头晕耳鸣，腰酸腿软，小腹冷痛，连及腰骶，小便清长，面色晦暗，属肾气亏虚者，加巴戟天 15g、淫羊藿 15g、补骨脂 15g、杜仲 15g；如小腹冷痛拒按，得热痛减，经血量少，色黯有块，畏寒肢冷，面色青白，属寒凝血瘀者，加艾叶 10g、小茴香 10g、肉桂 5g、吴茱萸 5g；如头痛剧烈，倍用川芎，加天麻 20g、白芷 15g；如出血较多，去桃仁、红花，加小蓟 20g、地榆炭 20g、炒蒲黄 20g。

【来源】曹习诠. 活血定痛汤治疗少女痛经 261 例. 四川中医, 2010, 28 (3): 89 –90

痛经汤

当归 10g　白芍 15g　川牛膝 15g　延胡索 15g　菟丝子 15g　艾叶 15g　鸡血藤 30g　黄芪 30g　益母草 18g　炙甘草 6g　香附 12g　三七 12g

【用法】水煎服，每天 2 次，每日 1 剂。

【功效】活血祛瘀，养血调经。

【适应证】原发性痛经（气滞血瘀型）。

【疗效】以本方治疗原发性痛经 90 例，治愈 72 例（治疗 1 疗程后疼痛消失，连续 3 个月经周期未复发），好转 17 例（疼痛减轻或消失，但不能维持 3

个月经周期)，未愈 1 例（疼痛未改善或加重），总有效率为 98.9%。

【来源】周凤洁. 痛经汤治疗原发性痛经 90 例. 新中医，2010，42（1）：77

妇乐汤

柴胡 15g 当归 20g 丹参 15g 赤芍 12g 生蒲黄 15g 延胡索 15g 五灵脂 12g 川芎 12g 橘核 12g 枳壳 9g 乌药 9g 甘草 12g

【用法】水煎服，每天 2 次，每日 1 剂。

【功效】活血祛瘀，行气止痛

【适应证】**痛经（气滞血瘀型）。**

【疗效】以本方治疗 60 例痛经患者显效 18 例（腹痛明显减轻，其余症状消失或减轻，不服用止痛药能坚持工作），有效 36 例（腹痛减轻，其余症状好转，服止痛药能坚持工作），无效 6 例（腹痛及其他症状无改善），总有效率 90%。

【来源】刘书婷. 妇乐汤治疗痛经患者 60 例临床观察. 中国中西医结合杂志，2006（5）：430

理气通瘀止痛汤

当归 12g 川芎 9g 桃仁 10g 红花 10g 益母草 15g 乳香 6g 没药 6g 香附 10g 乌药 10g 炮姜 6g 延胡索 15g 甘草 6g

【用法】水煎服，每天 2 次，每日 1 剂。从月经前 7 天开始服药，每月服 10 天。1 个月经周期为 1 个疗程，连续服用 3 个疗程。

【功效】疏肝理气，活血止痛。

【适应证】**痛经（气滞血瘀型）。**

【疗效】治疗痛经 30 例，治愈 5 例（腹痛及其他症状消失，停药 3 个月经周期未复发），显效 16 例（腹痛明显减轻，其余症状好转，不服止痛药能坚持工作），有效 8 例（腹痛减轻，其余症状好转，服止痛药能坚持工作），无效 1 例（腹痛及其症状无改变者）。

【来源】王晓莉. 自拟理气通瘀止痛汤治疗气滞血瘀型痛经 30 例临床观察. 北京中医药，2011，（8）：614 - 615

消痛通经汤

益母草 15g 红花 10g 延胡索 10g 白芍 10g 当归 10g 川芎

10g　牛膝 10g　丹参 10g　茯苓 10g　甘草 10g

【用法】水煎服，每天 2 次，每日 1 剂。自行经前 5 天开始服药，每日 1 剂，经行即止。2 个月为 1 个疗程。

【功效】调理气血，营养胞宫。

【适应证】**原发性痛经（气血瘀滞型）。**

【临证加减】气血瘀滞者，加枳壳 10g、川楝子 6g、香附 10g、乌药 10g；寒湿凝滞者，加桂枝 10g、高良姜 6g、丁香 6g；湿热瘀阻者，加败酱草 15g、薏苡仁 15g、红藤 10g；气血亏虚者，去益母草、红花、丹参，加党参 15g、生黄芪 30g、熟地黄 15g；肝肾亏虚者，去桃仁、红花，加女贞子 10g、旱莲草 10g、甘草 10g。

【疗效】本方治疗原发性痛经 60 例，3 个疗程后观察疗效。治愈 30 例，好转 23 例，无效 7 例，治疗 3 个疗程后，结果有效率为 88.3%。

【来源】耿素华. 中医治疗原发性痛经 60 例疗效观察. 北京中医药，2008，（1）：30－34

🪷 活血祛痛汤

延胡索 15g　桃仁 12g　红花 9g　丹参 12g　乌药 9g　艾叶 6g　白芍 15g　川芎 9g　当归 9g　熟地黄 12g　柴胡 9g　枳实 9g　香附 9g　巴戟天 6g　甘草 6g

【用法】水煎服，每天 2 次，每日 1 剂。经前 1 周开始服用至经期第 4 天，以基础体温测定为准。3 个月经周期为 1 个疗程。

【功效】活血化瘀。

【适应证】**原发性痛经（气滞血瘀）。**症见：经前或经期小腹胀痛拒按，胸胁或乳房胀闷不舒，经行不畅，经量少，经色紫黯有块，块下痛减，舌质紫黯或有瘀点，脉弦或弦滑。

【疗效】活血祛痛汤治疗原发性痛经 36 例，治愈 17 例（痛经症状积分值减少大于等于 95%，腹痛及其他症状消失，停药 3 个月经周期未复发者），显效 11 例（痛经症状积分值降至治疗前的 1/2 以下，腹痛明显减轻，其余症状好转，不服止痛药能坚持工作），有效 5 例（痛经症状积分值降至治疗前的 1/2－3/4，腹痛减轻，其余症状好转，服止痛药能坚持工作），无效 3 例（未达到有效标准者），总有效率为 91.67%。

【来源】林岚, 林晴, 黄碧芳. 活血祛痛汤治疗原发性痛经 36 例. 福建中医药, 2006, (6): 7 - 8

失笑琥珀散

蒲黄 (布包) 9g　五灵脂 9g　乳香 9g　没药 9g　三棱 15g　莪术 15g　琥珀 6g　川芎 9g　丹参 30g

【用法】水煎服, 每天 2 次, 每日 1 剂。经前 1 周开始服用, 至月经行则停止服用, 一般 1 月为 1 个疗程, 共服 3 ~ 4 个疗程。

【功效】活血化瘀。

【适应证】痛经 (血瘀型)。症见: 经前或经期中下腹疼痛, 疼痛剧则大汗淋漓, 面色苍白, 经行量少, 色紫暗有带血块, 舌质紫黯或有瘀点, 脉沉弦或涩。

【临证加减】伴有胸胁、乳房胀痛者, 加香附 9g、延胡索 9g、柴胡 12g; 伴有下腹冷, 畏寒者, 加吴茱萸 6g、桂枝 9g、小茴香 9g、干姜 6g; 伴有腰酸者, 加牛膝 15g、苎麻根 6g; 伴有胸胁满闷, 呕恶痰多者, 去乳香、没药, 加半夏 9g、茯苓 12g、香附 9g; 伴有口渴心烦, 尿黄便结者, 加大黄 10g、黄连 6g、木通 9g。

【疗效】失笑琥珀散治疗痛经 205 例, 治愈 174 例 (疼痛消失, 连续 3 个月经周期未见复发), 好转 28 例 (疼痛减轻或疼痛消失, 但不能维持 3 个月以上), 未愈 3 例 (疼痛未见改善), 总有效率达 98.53% 例。

【来源】孙鲁闽. 失笑琥珀散治疗痛经 205 例. 福建中医药, 2001, (2): 48

加味补肾膏方

阿胶 50g　生地黄 100g　熟地黄 100g　当归 100g　茯苓 100g　紫河车 100g　山药 100g　白芍 50g　炙甘草 10g

【用法】上述诸药以水 500ml, 浸泡 30 分钟后, 大火煮开后, 改小火煎煮 50 分钟, 取汁; 再加水 400ml, 煎开 40 分钟后, 去渣取药汁。紫河车另煎取浓汁, 两煎药汁混合后, 再置于旺火上煮开, 加入阿胶烊化, 改小火, 浓缩成膏状既成。每次服用 10g, 早晚空腹各 1 次, 温开水送服。

【功效】培补子宫, 补肾填精。

【适应证】**痛经（气血虚弱型）**。症见：经行后期或月经干净后骨盆作痛，疼痛或甚剧，或微痛，并伴有坠胀感。

【来源】杨志一. 妇科经验良方. 北京：人民卫生出版社，2008：25

🪷 温经化瘀汤

熟地黄15g　当归10g　川芎6g　延胡索12g　没药6g　蒲黄10g　牛膝15g　桂枝6g　香附9g　炙甘草4g

【用法】水煎服，每天2次，每日1剂。

【功效】活血化瘀，散寒止痛。

【适应证】**痛经（寒凝血瘀型）**。

【临证加减】湿气重者，加苍术10g、茯苓10g；胀甚于痛者，加乌药10g、九香虫5g；兼腰痛者，加杜仲10g、续断10g、狗脊10g；阳虚寒邪凝闭着，加炮附子10g、干姜5g；呕吐兼畏寒肢冷者，加吴茱萸5g、小茴香5g。

【疗效】以本方治疗寒凝血瘀型痛经80例，痊愈56例，显效8例，有效8例，无效8例，总有效率90%。

【来源】李宇青，于冰. 温经化瘀汤治疗寒凝血瘀型痛经80例. 光明中医，2011，26（11）：2250－2251

🪷 痛经方

当归10g　川芎10g　白芍10g　香附10g　枸杞子10g　炙甘草10g

【用法】水煎服，上、下午各1次，每日1剂。

【功效】养血活血止痛。

【适应证】**痛经（气血瘀滞，精伤血耗型）**。症见：经期或经行前后小腹疼痛，并随月经周期发作，可以有寒热虚实兼证不同。

【临证加减】痛以少腹为甚者，加柴胡6g、川楝子10g、延胡索10g；若经行大便溏泄者，加炒白术10g、茯苓10g；若伴恶心、呕吐，偏热者，加竹茹10g；偏寒者，加吴茱萸5g；若经行小腹冷痛，手足四肢清冷者，加菟丝子10g、艾叶10g、乌药10g、巴戟天10g；若少女痛经，经量多，面色㿠白，形体不充者，加熟地黄10g、阿胶10g、山茱萸10g；若血瘀成滞，寒瘀者，加泽兰 10g、鸡血藤 12g、炒蒲黄 15g；热瘀者，加丹参 10g、益母草 10g、赤芍 10g；若子宫内膜异位症患者，且有实质性结节者，加血竭 9g。

【来源】梅乾茵. 黄绳武妇科经验集. 北京：人民卫生出版社，2004：118

调经定痛汤

当归 9g 白芍 9g 川芎 4.5g 生地黄 15g 川楝子 9g 延胡索 9g 广木香 9g 乌药 9g 乳香 4.5g 没药 4.5g（去油）

【用法】水煎服，每天 2 次，每日 1 剂。宜在经行前 3～5 天开始，服至月经来潮第二天或经净后止。若配合针刺合谷、关元、三阴交，取效更快。

【功效】活血疏肝，理气祛瘀。

【适应证】**痛经（气滞血瘀型）**。症见：经前或经行初期，腹胀疼痛。气滞为主者，胀甚于痛，胀甚连及两胁，胸闷，或乳房作胀；血瘀为主者，痛甚于胀，按之痛甚。月经量少，淋沥不畅，脉沉弦或细涩，舌质偏红或泛紫。

【疗效】黄某，19 岁，经前经初常感腹胀疼痛，月经夹血块，经期先后不定，以本方连服 29 余剂，月经再行，周期已准，经色经量正常。并曾在临床选择 30 例痛经患者，作了初步小结，疗效比较满意。

【来源】裘笑梅 裘笑梅妇科临床经验选. 杭州：浙江科学技术出版社，1982：188，113

活血祛瘀化癥汤

三棱 9g 红花 6g 五灵脂 6g 生蒲黄 9g 苏木 9g 当归 9g 川芎 3g 赤芍 9g 花蕊石 12g 乳香 3g 没药 3g 炙鳖甲 12g 乌药 9g 木香 9g

【用法】水煎服，每天 2 次，每日 1 剂。宜在经行前 3～5 天开始服药。

【功效】活血祛瘀，软坚化癥。

【适应证】**痛经（气滞血瘀型）**。症见：经前或经行初期，腹痛剧烈，待有膜样组织排除，疼痛缓解，月经周期正常。脉沉涩，舌质偏绛带紫。

【疗效】朱某，32 岁，患痛经 10 余年，近两年疼痛加剧，甚至四肢厥冷，不省人事。疼痛持续数日，直至见肉样组织排出后腹痛缓解。使用活血祛瘀化癥汤治疗，腹痛大减，经量增加，经色暗红，继续治疗 1 月，经行无腹痛，也未见膜样组织排除。

【来源】裘笑梅. 裘笑梅妇科临床经验选. 杭州：浙江科学技术出版社，1982：190，109

❀ 化膜汤

蒲黄 10g　五灵脂 10g　三棱 10g　莪术 10g　乳香 10g　没药 10g 生山楂 12g　青皮 10g　血竭粉 1g（吞服）

【用法】水煎服，每天 2 次，每日 1 剂。

【功效】散瘀化膜，消癥止痛。

【适应证】**膜样痛经（气滞血瘀型）**。症见：行经时腹痛，直至有大量膜样经血排出，腹痛减轻或缓解。本方也可用于子宫内膜异位症，经行腹痛患者。

【来源】戴裕光. 戴裕光医案医话集. 北京：学苑出版社，2006：251

❀ 程门雪痛经方

当归 15g　酒炒白芍 10g　醋柴胡 5g　白芥子 5g　蒲黄 15g　五灵脂 15g　两头尖 8g　橘叶 8g　橘核 20g　荔枝核 15g　枸橘 10g

【用法】水煎服，每天 2 次，每日 1 剂。于经前 1 周或经行前期服用。

【功效】养血疏肝，止痛。

【适应证】**原发性痛经（肝郁气滞型）**。症见：经前或经前期少腹拘急疼痛，经行色暗红或黑紫有块，舌暗或有瘀斑、瘀点，脉弦细。

【疗效】潘某，24 岁，每于经前少腹疼痛一年余，使用本方加减治疗使经调痛止。

【来源】上海中医学院. 程门雪医案. 上海：上海科学技术出版社，2002：236

❀ 温胞汤

制附子 10g　肉桂 5g　吴茱萸 5g　当归 10g　川芎 10g　制香附 10g　广木香 6g　红花 10g　茺蔚子 10g　炒延胡索 10g　乌药 10g　炙甘草 5g

【用法】水煎服（先煎附子 45 分钟），每天 2 次，每日 1 剂。本方宜经前

5 天开始服用至经行 3 天。一般服药后当月即可见腹痛明显减轻，但须再服 2 个疗程以巩固疗效。

【功效】温经散寒，活血止痛。

【适应证】**原发性痛经（寒实型）**。症见：月经后期，量少，色紫黯有块，经前经行腹痛剧烈，拒按，得痛则减，兼见面色青白，畏寒肢冷，甚则呕吐便泻，脉沉紧苔薄白等。

【临证加减】若痛甚者，加制川乌 10g、细辛 3g；若月经量多色黯、小腹冷痛、喜热，按之痛减者，去附子、肉桂、红花、芫蔚子，加附子炭 10g、桂枝 5g、炙黄芪 10g、炮姜 5g、失笑散 10g。

【疗效】鲍某，19 岁，月经初潮 15 岁，经期规则，经行下腹胀痛，但不影响日常生活。2 年前适值行经，淋雨受寒，当天经水骤停，腹痛较甚，以后逐月加重。以本方加减治疗，连服 3 个月，痛经未见复发。

【来源】章勤. 何少山医论医案经验集. 上海：上海科学技术出版社，2007：232，62

🪷 血竭化癥汤

血竭 5g（研末另吞） 炙穿山甲片 5g 桃仁 10g 三七末 3g（吞） 五灵脂 10g 制大黄 10g 制没药 10g 片姜黄 10g 炙甘草 5g

【用法】水煎服，每天 2 次，每日 1 剂。

【功效】活血散结，破瘀消癥。

【适应证】**痛经（血瘀实证）**。本方也可用于：癥瘕、崩漏、闭经、产后或人流后腹痛、恶露不绝等，证属血瘀者。本方祛瘀力强，临床要根据患者体质强弱，瘀积之深浅而用药，不致伤正。

【临证加减】若经量多者，行经期去穿山甲片、桃仁、五灵脂，加大蓟 10g、小蓟 10g、马齿苋 15g、失笑散 10g；若月经过少者，去三七，加皂角刺 10g、三棱 10g、莪术 10g；若行经腹痛剧烈者，加乌药 10g、赤芍 10g、白芍 10g、广木香 5g；癥瘕者，平时加川贝母 5g、昆布 10g、猫爪草 15g；若带下色黄、少腹痛，兼见肝经湿热者，加龙胆草 10g、薏苡仁 15g、蒲公英 15g、蚤休 10g、赤芍 10g、白芍 10g。

【疗效】章某，35 岁。曾怀孕 2 个月时难免流产行清宫术，术后恶露迁延，十余日始断。8 个月后，月经来潮量多少不定，色紫黯有块，少腹右侧掣痛难忍，此后每次经来腹痛，进行性加重。临床诊断为子宫内膜异位症，继发不孕 4 年，以血竭化瘀汤加味，服 1 剂后适值经转，原法不更，方药随证加减，经汛期配以和血疏肝之品，调理冲任。成功妊娠。

【来源】章勤. 何少山医论医案经验集. 上海：上海科学技术出版社，2007：233，38

🪷 治痛经方

肉桂 6g　三七 3g　香附 15g　蒲黄 15g　五灵脂 30g　延胡索 15g

【用法】上药共研为细末，温开水冲服，每日 2 次，每次 2g。于行经前 7~10 天开始服用。

【功效】温经散寒止痛。

【适应证】**原发性痛经（寒凝气滞型）**。症见：经前少腹冷痛，经量少，色暗。

【来源】门成福. 门成福妇科经验精选. 北京：军事医学科学出版社，2005：332

🪷 棱香手拈散

丁香 9g　小茴香 9g　木香 9g　五灵脂 15g　枳壳 9g　川楝子 9g　三棱 12g　莪术 12g　青皮 9g　延胡索 12g　乳香 15g　没药 15g　蒲黄 9g　山楂 15g　枳实 9g

【用法】水煎服，每天 2 次，每日 1 剂。

【功效】行气化瘀，消癥止痛。

【适应证】**痛经（气滞血瘀型）**。症见：经行腹痛，进行性加重，小腹疼痛拒按，双乳胀痛，腰胀痛，口渴心烦易怒，舌红，苔薄黄，脉弦。继发痛经、子宫内膜异位症及盆腔炎性腹痛，辨证气滞血瘀者，均可以本方治疗。

【临证加减】月经量少者，选加桃仁 9g、红花 9g、当归 12g、川芎 9g、赤芍 15g；腰胀痛者，加乌药 9g、牛膝 9g；有寒者，加桂枝 6g、艾叶 9g；有热者，选加黄芩 9g、炒栀子 9g、丹皮 9g。

【疗效】梁某，39 岁，流产后继发经期腹痛，月经量少，痛时下坠感，B 超检查提示："子宫内膜异位症可能"、"盆腔囊性包块（巧克力囊肿可能）"。给予棱香手拈汤加减治疗。患者服上方后经量增多，腹痛明显减轻，继用生化汤合棱香手拈汤加减，痛经未作。妇检：阴道通畅，少量白带，宫颈轻糜，子宫后位略大，不活动，压痛（－），B超检查：子宫形态正常，双侧附件未见明显异常。

【来源】刘云鹏，等. 中医临床家刘云鹏. 北京：中国医药科技出版社，2001：62

逐瘀化膜方

当归尾 10g 川芎 6g 土牛膝 10g 桂枝 3g 赤芍 10g 延胡索 12g 花蕊石 15g 香附 10g 没药 6g 桃仁 10g 失笑散 12g

【用法】水煎服，每天 2 次，每日 1 剂。

【功效】活血祛瘀，化膜定痛。

【适应证】**膜样痛经（瘀血阻滞型）**。症见：经前小腹剧痛，膜块排出后痛势即减，苔薄微腻，舌边偏紫，脉弦或紧，或涩。

【临证加减】气虚少力者，加党参 10g、白术 10g；气滞腹胀者，加乌药 10g；胀痛较甚者，加乳香 10g；腹冷者，加艾叶 10g；经量尚畅者，当归尾易全当归；经血极不畅者，加三棱 10g；膜块状物排出而不碎者，加益母草 10g。

【疗效】腾某，27 岁，月经前期量极少，暗红，第二天有 2cm×1cm 大小之膜样物排出后，疼痛才减轻。每经行前服用本方 7 剂，近半年调理，疼痛缓解。

【来源】黄素英，等. 中医临床家蔡小荪. 北京：中国医药科技出版社，2002：39

乌药片

乌药 10g 砂仁 6g 木香 6g 延胡索 10g 香附 10g 吴茱萸 5g 炙甘草 6g 肉桂 3g 当归 10g 白芍 10g 生姜 6g

【用法】水煎服，每天 2 次，每日 1 剂。

【功效】理气止痛，散寒祛瘀。

【适应证】**痛经（气滞血瘀寒凝型）**。

【来源】肖承棕，吴熙. 中医妇科名家经验心悟. 北京：人民卫生出版社，2009：435

痛经外敷膏

当归 50g 川芎 50g 肉桂 50g 乳香 50g 吴茱萸 50g 没药 50g

细辛 50g　樟脑 3g

【用法】制法：将上药研末，先将当归、川芎、肉桂、吴茱萸、细辛共水煎两次，煎液浓缩成稠状，混入溶于适量 95% 乙醇的乳香、没药液，烘干后研细末加樟脑备用。用法：经前 3 天取药粉 1 包（3g），用黄酒数滴拌成浆糊状，铺敷脐中（神阙穴），用护伤膏固定。药干后则再调换 1 次，经净 3 天后取下，每月 1 次，连续使用，治愈或仅有微痛为止。

【功效】暖宫散寒，理气活血，调经止痛。

【适应证】**原发性痛经（寒凝气滞血瘀型）。**

【来源】胡国华，罗颂平. 全国中医妇科流派研究. 北京：人民卫生出版社，2012：206

马氏痛经方

川芎 4g　丹参 11g　当归 11g　白芍 7g　白芷 4g　青皮 6g　乌药 6g

【用法】水煎服，每天 2 次，每日 1 剂。

【功效】活血化瘀止痛。

【适应证】**原发性痛经（气滞血瘀型）。**

【来源】胡国华，罗颂平. 全国中医妇科流派研究. 北京：人民卫生出版社，2012：275

川乌温经汤

制川乌 3g　川芎 3g　肉桂 3g　吴茱萸 3g　当归 9g　白芍 9g　党参 9g　姜半夏 9g　独活 6g　威灵仙 6g　延胡索 10g　炙甘草 3g

【用法】水煎服，每天 2 次，每日 1 剂。

【功效】温经散寒，祛湿止痛。

【适应证】**痛经（寒湿型）。**

【临证加减】若有膜样痛经者，加乳香 10g、没药 10g、蒲黄 10g、五灵脂 10g。

【来源】胡国华，罗颂平. 全国中医妇科流派研究. 北京：人民卫生出版社，2012：432

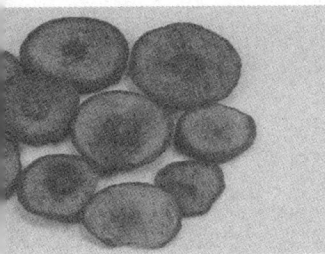

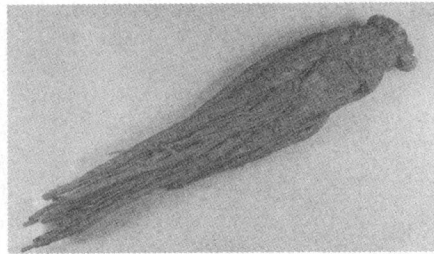

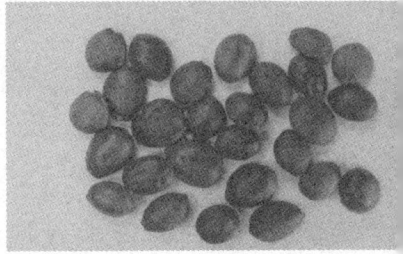

第二章

子宫内膜异位症

子宫内膜异位症（简称内异症）是指有生长功能的子宫内膜组织（腺体和间质）出现在子宫腔被覆内膜及子宫肌层以外的其他部位。组织学上虽然是良性的，但却有增生、侵润、转移及复发等恶性行为，是生育年龄妇女最常见的疾病之一。

子宫内膜异位症根据其临床表现一般属于中医学"痛经"、"癥瘕"、"月经病"、"不孕症"等范畴。子宫内膜异位症的基本病机是"瘀血阻滞胞宫、冲任"，治疗上以活血化瘀为基本法则，结合证型辨证使用疏肝理气、温经通脉、清热凉血、健脾化痰、益气补虚和补肾调经等方法。此外，子宫内膜异位症患者痛经等临床表现具有伴随月经来潮周期性发作的特点，治疗上，症状发作期以止痛、调经为主，症状间歇期以益气养血，固肾健脾为主，采用不同的治疗方法，标本兼治。

调免化瘀汤

生地黄 30g   当归 20g   黄芪 20g   鳖甲 15g   夏枯草 15g   生瓦楞子 30g   赤芍 15g   川芎 15g   泽兰 15g   丹皮 15g   桂枝 10g   甘草 10g

【用法】水煎服，每天 2 次，每日 1 剂。3 个月为 1 个疗程。

【功效】补肾活血，调节免疫功能。

【适应证】**子宫内膜异位症（肾虚血瘀型）**。症见：乏力，腰骶疼痛，痛经，慢性盆腔疼痛及自主神经功能紊乱。

【疗效】以本方治疗子宫内膜异位症 66 例，临床痊愈 10 例（症状全部消失，盆腔包块等局部体征基本消失，不孕症患者在 3 年内妊娠或生育），显效 22 例（症状基本消失，盆腔包块缩小，虽局部体征存在，但不孕患者得以受孕），有效 25 例（症状减轻，盆腔包块无增大或略缩小，停药 3 个月内症状不加重），无效 9 例（主要症状无变化或恶化，局部病变有加重趋势），总有效率 86.4%。

【来源】张帆，张翼，张永洛. 调免化瘀汤治疗子宫内膜异位症临床观察. 中国中西医结合杂志，2007（10）：929－932

补肾化瘀方

紫石英 15g   丹参 15g   三棱 10g   莪术 10g   淫羊藿 10g   巴戟天 10g   补骨脂 15g   鹿角霜 15g

【用法】水煎服，每天 2 次，每日 1 剂。以 3 个月为 1 个疗程，1 个疗程后症状明显缓解未受孕者可继续下 1 个疗程治疗。

【功效】补肾活血。

【适应证】**子宫内膜异位症（肾虚血瘀型）**。症见：经行腰腹疼痛，经后期加重；月经量少色黯淡，质稀有瘀块，或经量增多，经期延长；阴部空坠，腰膝酸软，性欲减退，或夜尿频数，或大便频，质稀；舌淡黯，或兼舌体瘀斑，脉沉细。

【疗效】补肾化瘀方治疗子宫内膜异位症相关不孕 30 例，显效 9 例（症状基本消失，虽局部体征存在，但治疗期间或停止治疗后 12 个月内妊娠），有效 18 例（症状减轻，停止治疗后 3 个月内症状不加重），无效 3 例（主要症状无变化或恶化，局部病变有加重趋势），总有效率为 90%。

【来源】潘荣，赵志梅. 补肾化瘀法治疗子宫内膜异位症相关不孕 30 例. 福建中医药，2009，(2)：1-2

❀ 化瘀祛膜汤

丹参 30g　三棱 10g　莪术 10g　当归 10g　白芍 20g　赤芍 20g
鳖甲 15g　淫羊藿 15g　续断 15g　菟丝子 10g　夏枯草 20g　败酱草 20g

【用法】水煎服，每天 2 次，于月经干净后每日 1 剂，至下次月经来潮前。连服 3 个月为 1 个疗程。

【功效】化瘀补肾。

【适应证】**子宫内膜异位症（肾虚血瘀型）。**

【疗效】化瘀祛膜汤治疗子宫内膜异位症 42 例，痊愈 4 例，显效 25 例，有效 9 例，无效 4 例，总有效率为 90.4% 例。其中治疗 1 个疗程者 5 例，2 个疗程者 23 例，3 个疗程者 8 例，最长 2 例治疗 4 个疗程。

【来源】叶敏华. 化瘀祛膜汤治疗子宫内膜异位症 42 例. 福建中医药，2002，(2)：32

❀ 异位痛经灵

桂枝 10g　补骨脂 12g　三棱 15g　莪术 15g　没药 10g　黄芪 15g
大黄 10g　丹参 30g　露蜂房 10g　红藤 15g

【用法】异位痛经灵加水浓煎成 100ml，待温度 39℃~41℃时，患者侧卧位，肛管插入深 10~15cm，接入灌肠药袋缓慢让灌肠液灌入直肠内，注入液完毕后，侧卧位保持 20 分钟后平卧 20 分钟，药液保留 2 小时以上，每日 1 次，月经干净后 3~5 天开始，连续 3 个月，月经期停药。

【功效】活血化瘀，补肾固本，散结止痛。

【适应证】**子宫内膜异位症（肾虚血瘀型）。**

【疗效】以本方灌肠治疗子宫内膜异位症痛 46 例，痊愈 16 例，显效 17 例，有效 10 例，无效 3 例，总有效率为 93.4%。

【来源】周金花. 异位痛经灵灌肠治疗子宫内膜异位症痛 46 例. 光明中医，2012，27（10）：2009 - 2010

内异 I 方（化瘀止痛方）

炒当归 10g　丹参 12g　川牛膝 10g　制香附 10g　川芎 6g　赤芍 10g　制没药 6g　生蒲黄（包煎）12g　五灵脂 10g　血竭 3g

【用法】水煎服，每天 2 次，每日 1 剂。于月经前 3 天起服用 7 剂。

【功效】活血化瘀，调经止痛。

【适应证】**子宫内膜异位症（气滞血瘀型）**。症见：经行腹痛剧烈，翻滚不安，甚至疼痛拒按，不能忍受，以至晕厥；或经行不畅或过多，有下瘀块后腹痛减轻者，也有经量愈多愈痛者。苔薄微腻，边有紫斑，脉沉弦或紧。

【临证加减】若经量过少、排出困难者，加红花 6g、三棱 9g；腹痛胀甚者，加制乳香 6g、苏木 10g；小腹胀痛引及腰部，肛门掣痛者，加乌药 10g、青皮 10g；头痛甚者，加白蒺藜 10g、钩藤 15g；痛甚呕吐者，加吴茱萸 5g；痛剧畏寒，四肢清冷者，加桂枝 9g；每次经行伴有发热者，加丹皮 10g；口干者，加天花粉 12g；大便秘结者，加大黄 10g。

【疗效】李某，36 岁，继发痛经两年半，近半年加剧，甚则昏厥。每次经前乳房胀痛，心情烦躁，经行不畅，杂有瘀块，腹痛拒按，经净痛减，绵绵不止。妇检：子宫质硬略大，后壁可扪及数个结节，有触痛。B 超示子宫腺肌症。以本方治疗，经前 2 天起，服用 7 剂，经净后服用清瘀止痛方（当归 10g，生地黄 10g，川芎 6g，赤芍 10g，丹皮 10g，怀牛膝 10g，败酱草 30g，红藤 20g，大黄炭 10g，桂枝 3g，川楝子 10g，延胡索 12g）14 剂，调治 5 月，痛经基本消除，停经 3 月内也未再发。

【来源】黄素英，等. 中医临床家蔡小荪. 北京：中国医药科技出版社，2002：153，163

内异 II 方（化瘀定崩方）

当归 10g　生地黄 10g　丹参 10g　白芍 10g　香附 10g　生蒲黄

（包煎）30g　花蕊石 20g　大黄炭 10g　三七末（吞）2g　震灵丹
（包煎）12g

【用法】水煎服，每天 2 次，每日 1 剂，于月经前 3~5 天开始服用。

【功效】活血调经，化瘀止崩。

【适应证】**子宫内膜异位症（气滞血瘀型）**。症见：经行量多，血色暗紫质稠，下瘀块较大。有小腹疼痛，甚或便秘，或出血淋漓不绝，舌暗红或紫，边有瘀斑，脉沉弦。

【临证加减】出血过多而兼气虚者，加党参 10g、黄芪 15g；腹痛甚者，加醋炒延胡索 10g；大便溏薄者，去大黄炭加炮姜炭 5g；胸闷不畅者加广郁金 10g；苔黄腻，月经淋漓不绝者，加椿根皮 12g、鸡冠花 12g、白槿花 12g；月经量多，色红质稠有块者，加败酱草 15g、鸭跖草 15g。

【疗效】金某，30 岁，双侧卵巢巧克力囊肿患者，术后一年许，腹痛未除，右侧为甚。肛检：子宫右侧扪及一弹性包块，附件略增厚。B 超示右卵巢囊肿 5cm×3cm×5cm，提示右卵巢囊肿复发，经行量多如注，夹杂瘀块，腹痛剧烈。以内异Ⅱ方加减经期用药，调治 10 个月，经量恢复正常，痛经基本消除，肛检：宫体活动度差，右侧可扪及一鸽蛋大弹性包块。B 超示右卵巢巧克力囊肿 2cm×2cm×3cm。

【来源】黄素英等. 中医临床家蔡小荪，北京：中国医药科技出版社，2002：154，164

🪷 内异Ⅲ方（清瘀散结方）

茯苓 12g　桂枝 3g　赤芍 10g　丹皮 10g　桃仁 10g　皂角刺 30g
炙穿山甲片 9g　石见穿 20g　莪术 10g　水蛭 6g

【用法】水煎服，每天 2 次，每日 1 剂。月经干净后服用 10~14 剂。

【功效】化瘀散结，搜剔通络。

【适应证】**子宫内膜异位症（气滞血瘀型）月经间期**。也可用于子宫内膜异位症患者，手术后或临床症状减轻者或子宫内膜异位形成囊肿者。苔薄或有舌质暗红，边有瘀斑，脉弦。

【临证加减】若瘀证明显者，加三棱 9g；平素小腹疼痛者，加没药 10g；大便秘结者，加生大黄 10g，甚者再加玄明粉 10g；脾虚大便溏薄者，加白术 10g；大便后重肛门坠胀者，加川牛膝 10g、鸡血藤 12g；宫寒不孕者，可以合用育肾培元方。

【疗效】王某，47岁，育有四胎，子宫内膜异位症患者，经期尚可，症见经期腹痛进行性加剧，腰酸，体温38℃，平素少腹两侧作胀，苔薄质偏红，边有瘀点。妇科检查：左侧卵巢囊肿大于乒乓球，两侧输卵管积水，宫颈管后壁有二结节大于黄豆。以本方为主加减治疗4个月，八诊后症状减轻，妇检：左侧包块似乒乓球，宫颈管后壁小结节似小绿豆。对于本症所致发热者，主用内异Ⅲ方，往往1~2周内发热即可消失。

【来源】黄素英，等. 中医临床家蔡小荪. 北京：中国医药科技出版社，2002：154，160

🌸 罗氏内异方

益母草10g　牡蛎15g　䗪虫10g　桃仁10g　延胡索10g　海藻10g　乌梅20g　乌药10g　川芎6g　蒲黄15g　五灵脂10g　浙贝母10g　山楂10g　丹参10g

【用法】水煎服，每天2次，每日1剂。

【功效】活血化瘀，行气止痛，软坚散结。

【适应证】**子宫内膜异位症（气滞血瘀型）**。症见：经期腹痛，痛及腰骶部，肛门坠胀经期明显，性交疼痛，月经不调，月经量多，经色紫暗，伴有乳房胀痛或不孕。本方常用于子宫内膜异位症形成癥瘕包块者。

【疗效】以本方治疗子宫内膜异位症患者24例，总有效率为83.3%。以丹那唑为对照，两组总有效率比较差异无显著性。两组治疗后盆腔痛症状均明显改善，但中药治疗组对于不孕、月经不调、乳房胀痛的改善明显优于西药对照组。两组治疗后CA-125值均明显降低，治疗前后自身比较差异有显著性（$P<0.05$）；各组治疗前后抗子宫内膜抗体阴转率差异亦有显著性（$P<0.01$），两组阴转率差异无显著性（$P>0.05$）。

【来源】王俊玲. 罗氏内异方治疗子宫内膜异位症的临床研究. 广州中医药大学学报，1996，13（1）：9~12

🌸 消癥汤

丹参30g　桃仁8g　红花6g　赤芍15g　三棱10g　莪术10g　延

胡索 10g 枳壳 10g 制香附 8g 醋制鳖甲 12g 鸡内金 10g

【用法】水煎服，上、下午各 1 次，每日 1 剂。服药期间，另用丹参 30g，桃仁 15g，香附 30g，延胡索 15g，桂枝 30g，赤芍 15g，银花藤 30g，吴茱萸 15g，小茴香 15g 以布包放水中浸泡 30 分钟，再放锅内蒸透，待温度适中放于下腹部，每次 30 分钟，每日 1 次，每剂可用 5～7 次，经期停用。

【功效】活血化瘀，消癥散结。

【适应证】**子宫内膜异位症（气滞血瘀型）**。症见：渐进性经期腹痛，经期下腹及腰骶部不适，性交痛，可以伴有肛门坠胀，月经不调等症。妇检：可扪及盆腔内有触痛性结节或宫旁有不活动性囊肿。也可用于合并子宫腺肌症或巧克力囊肿术后患者。

【疗效】以本方治疗子宫内膜异位症患者 43 例，痊愈 10 例，显效 13 例，有效 18 例，无效 2 例，总有效率为 95.3%。痊愈及显效患者，停药后随访 1 年，有 3 例复发。

【来源】邱翠华，陈静，朱薛燕. 中药内服外敷治疗子宫内膜异位症临床观察. 实用中医药杂志，2011，(12)：822

内异散

忍冬藤 20g 蒲公英 15g 夏枯草 16g 花蕊石 15g 生山楂 12g 麦芽 12g 鸡内金 10g 皂角刺 15g 丹参 15g 鳖甲 10g 桂枝 6g

【用法】水煎服，每天 2 次，每日 1 剂。

【功效】清热解毒，软坚散结。

【适应证】**子宫内膜异位症（巧克力囊肿）**。

【疗效】胡某，34 岁，经行腹痛 6 个月，B 超检查：右侧卵巢见约 4.5cm×4.2cm×3cm 囊性肿块，内液稠。经以本方加减治疗 3 个月，经期腹痛明显减轻，B 超：右侧卵巢囊性肿块约 3cm×3.5cm×2.5cm。

【来源】肖承棕，吴熙. 中医妇科名家经验心悟. 北京：人民卫生出版社，2009：145

子宫内膜异位症痛止后丸

琥珀 30g 制乳香 15g 制没药 15g 丹皮 30g 茜草 60g 穿山甲

30g　皂角刺 30g　生山楂 100g　炙龟板 60g　夏枯草 60g　橘核 60g

荔枝核 60g　延胡索 30g　川芎 30g　白芷 30g

【用法】上述药物，共研细末，以蜜炼为丸，每丸重 10g，每次饭后服 1

丸，每日 2 次。

【功效】活血行气，软坚散结。

【适应证】子宫内膜异位症（瘀血内结型）。本方适用于子宫内膜异位

症，疼痛不甚经治疗缓解，或无明显症状者，用本丸药缓慢消除宫腔外纤维

增生和减少粘连。

【来源】董振华，李元，范爱萍. 祝谌予经验集. 北京：人民卫生出版社，

1999：196

🪷 调经方

当归 6g　桃仁 6g　红花 4.5g　牛膝 9g　丹参 9g　苏木 6g　稆豆

衣 18g　大黄䗪虫丸 9g（包煎）

【用法】水煎服，每天 2 次，每日 1 剂。

【功效】祛瘀生新，和血通经。

【适应证】子宫内膜异位症（瘀血内阻型）。症见：闭经、痛经、月经过

少以及癥瘕。

【来源】肖承棕，吴熙. 中医妇科名家经验心悟. 北京：人民卫生出版社，

2009：77

🪷 化瘀止痛汤

当归 20g　香附 20g　赤芍 10g　川芎 10g　陈皮 10g　乌药 10g

乳香 10g　白芍 30g　丹参 30g　延胡索 15g　丹皮 15g　川牛膝 15g

血竭 3g

【用法】水煎服，每天 2 次，每日 1 剂。

【功效】活血化瘀。

【适应证】子宫内膜异位症（血瘀型），子宫内膜异位症所致不孕。

【来源】胡国华，罗颂平. 全国中医妇科流派研究. 北京：人民卫生出版社，

2012：470

祛瘀化癥汤

三棱 12g　莪术 12g　当归 10g　赤芍 10g　丹参 10g　桃仁 10g　川牛膝 12g　血竭 3g　香附 12g　延胡索 12g　海藻 12g　昆布 12g　瓦楞子 12g

【用法】水煎服，每天 2 次，每日 1 剂。

【功效】祛瘀消癥，理气止痛。

【适应证】子宫内膜异位症（气滞血瘀型），也可以用于膜样痛经、输卵管狭窄等症。

【疗效】陈某，33 岁，流产后经行腹痛 3 年，且逐渐加重。于每次行经前连续服用本方 7 剂，坚持治疗半年，痛经好转。

【来源】施杞. 上海历代名医方技集成. 上海：学林出版社，1994：917

化瘀消癥汤

桃仁 12g　红花 12g　三棱 12g　莪术 12g　䗪虫 9g　水蛭 6g　川牛膝 12g　制香附 12g　枳壳 12g　鸡内金 15g　山药 30g　半枝莲 18g　海藻 12g　玄参 12g

【用法】水煎服，每天 2 次，每日 1 剂。每月月经十净后至下次经前服用，经期停服，连服 3 个月为 1 个疗程。

【功效】活血化瘀行气，消癥散结止痛。

【适应证】子宫腺肌病（气滞血瘀型）。症见：随月经周期规律性发作的少腹胀痛，痛而拒按；经行不畅，色暗红有块，块下痛暂减；伴有腰骶部酸胀而痛，舌质红或紫黯有瘀斑，舌尖红，脉弦或涩。

【临证加减】若经期痛剧者，加制乳香 10g、没药 10g、延胡索 10g、小茴香 5g；若月经过多伴经期延长者，加用生蒲黄 10g、川牛膝 10g、地黄炭 10g。

【疗效】化瘀消癥汤治疗子宫腺肌病 48 例，痊愈 12 例（腹痛及其他症状全部消失，停药 3 个月经周期未复发者），显效 18 例（腹痛明显减轻，其他症状好转），有效 12 例（腹痛减轻，其他症状好转，停药 3 个月经周期症状不再加重），无效 6 例（腹痛及其他症状无变化或加重），有效率为 87.5%。

【来源】李敏，刘金星. 化瘀消癥汤治疗子宫腺肌病 48 例. 河南中医，2009（4）：

❀ 加减薏苡附子败酱汤合抵当汤

败酱草 15g 生薏苡仁 30g 炮附子 9g（先煎） 生黄芪 30g 当归 10g 桃仁 15g 水蛭 3g 䗪虫 10g 三七粉 3g（分冲） 丹参 20g 莪术 15g 乌药 10g 延胡索 10g 小茴香 6g

【用法】水煎服，每天 2 次，每日 1 剂。1 个月经周期为一疗程，共 3 个疗程。

【功效】活血化瘀，温经散寒，通络散结，行气止痛。

【适应证】**子宫内膜异位症（血瘀型）**。

【临证加减】腰痛者，加桑寄生 12g、续断 30g；四肢凉者，加干姜 6g、桂枝 9g；大便干、腹胀者，加酒大黄 6g、厚朴 9g。

【疗效】以本方治疗 40 例子宫内膜异位症，痊愈 17 例（症状全部消失，盆腔包块等局部体征基本消失），显效 14 例（症状基本消失，盆腔包块缩小），有效 6 例（症状减轻，盆腔包块无增大或略缩小），无效 3 例（治疗前后症状、体征无变化或加重），总有效率为 92.5%。

【来源】段清珍，江希萍. 加减薏苡附子败酱汤合抵当汤治疗子宫内膜异位症的疗效观察. 四川中医，2012，30（11）：107 - 108

❀ 补肾活血汤

菟丝子 20g 杜仲 15g 黄芪 40g 丹参 20g 肉桂 6g 赤芍 12g 五灵脂 15g 桃仁 9g 香附 12g 鸡内金 6g 茯苓 12g 牡丹皮 12g 甘草 6g

【用法】水煎服，每天 2 次，每日 1 剂。

【功效】补肾益气，活血化瘀。

【适应证】**子宫内膜异位症（肾虚血瘀型）**。

【疗效】以本方治疗子宫内膜异位症 30 例，治愈 5 例（症状全部消失，盆腔包块等局部体征基本消失，不孕症患者在 2 年内妊娠或生育），显效 12 例（症状基本消失，盆腔包块缩小，虽局部体征存在，但不孕患者得以受孕），有效 9 例（症状减轻，盆腔包块无增大或略缩小，停药 3 个月症状不加重），无效 4 例（主要症状无变化或恶化，局部病变有加重趋势），有效率 86.67%。

【来源】吴瑕，刘勤. 补肾活血汤治疗子宫内膜异位症 30 例. 中医研究，2008，21 (10)：20-22

🪷 红败汤

红藤 18g　败酱草 30g　薏苡仁 30g　桃仁 12g　丹参 15g　赤芍 12g　紫草 18g　红花 9g　牡丹皮 10g

【用法】每日 1 剂，水煎分 2 次口服。3 个月经周期为 1 个疗程，连续观察 2 个疗程。治疗初期（第 1 个疗程内）如有腹痛剧烈时，可加服止痛药物。

【功效】祛瘀通经。

【适应证】**子宫内膜异位症（血瘀型）。**

【疗效】以本方治疗子宫内膜异位症 40 例，经过 2 个疗程治疗，显效 7 例（痛经消失，子宫、附件肿块缩小大于 1/2，结节明显缩小或消失），有效 30 例（痛经减轻，子宫、附件肿块缩小 1/4，或结节缩小，触痛减轻），无效 3 例（痛经未改善，子宫，附件肿块或结节病灶无变化）。

【来源】张小中. 自拟红败汤治疗子宫内膜异位症 40 例. 中医研究，2003，16 (3)：42-43

🪷 化瘀消异汤

黄芪 30g　党参 20g　大黄 6g　三棱 10g　莪术 10g　失笑散 10g　川芎 10g　延胡索 10g　桃仁 15g　炮姜 5g　淫羊藿 10g　续断 10g　焦山楂 15g

【用法】日 1 剂，水煎 2 次取汁 300ml，非月经期分早晚 2 次服，3 个月经周期为 1 个疗程，连续服用 2 个疗程。

【功效】活血化瘀，补气温肾。

【适应证】**子宫内膜异位症（气虚血瘀型）。**

【临证加减】肝郁血虚者，加郁金 10g、熟地黄 15g、白芍 15g；偏于寒者，加肉桂 5g；肾虚腰痛者，加杜仲 15g、桑寄生 20g；腹痛剧烈者，加全蝎 10g、蜈蚣 3 条；直肠刺激征明显者，加枳壳 10g；呕吐不能食者，加半夏

10g；气滞者，加柴胡9g、川楝子10g；腹冷痛者，加吴茱萸5g、乌药12g、小茴香12g；月经量多者，加生地黄15g、牡丹皮15g、栀子10g；包块坚硬者，加鳖甲15g、穿山甲珠12g。

【疗效】以本方治疗子宫内膜异位症30例，痊愈6例（症状全部消失，盆腔包块等局部体征基本消失，不孕患者在1年内妊娠或生育），显效13例（症状基本消失，盆腔包块缩小，局部体征存在，但不孕患者得以受孕），有效8例（症状减轻，盆腔包块无增大或略缩小，停药3个月内症状不加重），无效3例（主要症状无变化或恶化，局部病变有加重趋势），总有效率90.0%。其中9例伴不孕患者1年内妊娠3例；8例卵巢囊肿者显效3例，痛经消失3例，无效2例；6例阴道直肠隔结节者痊愈1例，显效3例，有效2例；10例子宫腺肌病者，8例主要症状明显减轻，但体征改善不明显，无效2例。

【来源】张炜.化瘀消异汤治疗子宫内膜异位症30例.河北中医，2011，33（9）：1308

第三章
功能失调性子宫出血

功能失调性子宫出血（简称功血）是指由于调节生殖的神经内分泌机制失调，而非器质性病变引起的异常子宫出血。按发病机制可分为无排卵性功血和有排卵型功血，其中，有排卵型功血又分为黄体功能不足和子宫内膜不规则脱落两类。无排卵性功血多见于青春期和绝经过渡期，有排卵性功血多见于育龄期妇女。

功能失调性子宫出血的临床诊断重点包括两个方面：一是排除由生殖器官病变或全身性疾病引起的子宫出血；二是区分是有排卵性功血还是无排卵性功血。中医治疗月经病，强调辨证论治，恢复正常的期、量、色、质，所以二者的治疗有所分，又没有绝对的区分。

🪷 固冲止血汤

炙黄芪 10g　炒白术 10g　炒升麻 10g　芥穗炭 10g　贯众炭 10g　远志 10g　乌贼骨 10g　茜草炭 10g　三七粉 10g　蒲黄炭 10g　五味子 10g

【用法】水煎服，每天 2 次，每日 1 剂。7 天为 1 个疗程，若 1 个疗程后仍未止血，继续服用 1 个疗程。

【功效】益气固冲，化瘀止血。

【适应证】**无排卵型功能失调性子宫出血（气虚血瘀型）**。症见：经血非时而下，量多或淋漓不尽，色淡质薄或紫黯有块；气短神疲，面色萎黄，或手足不温，或饮食不佳；小腹坠痛、刺痛、或胀痛拒按；舌质淡或紫黯，苔薄白；脉沉弱或涩。

【疗效】以本方治疗无排卵型功能失调性子宫出血 30 例，速效 13 例（治疗 3 天内血止），显效 12 例（治疗 3～7 天血止），有效 3 例（治疗 7～10 天血止），无效 2 例（治疗 11 天以上未止血），速效率为 43.3%，显效率为 40%，总有效率 93.3% 例。

【来源】刘金星. 固冲止血汤治疗无排卵型功能失调性子宫出血的临床观察. 中国中西医结合杂志，2006，（2）：159－162

🪷 功血饮

生地黄 15g　阿胶 6g　续断 10g　黄芪 15g　地骨皮 10g　女贞子 12g　旱莲草 12g

【用法】制成颗粒剂，每包 10g，每克含生药 2.36g，出血期每次 2 包，每天 3 次；非出血期每次 1 包，每天 3 次。以 30 天为 1 个疗程，连续服用 3 个疗程。

【功效】滋阴清热，调补肝肾。

【适应证】**青春期功能失调性子宫出血（肝肾阴虚型）**。症见：月经周期紊乱、突然出血、量多或淋漓不尽，色鲜红，质稠，腰膝酸软，五心烦热，口干便结，头晕耳鸣，失眠，健忘，盗汗，舌质红，脉细数。

【疗效】功血饮治疗功能失调性子宫出血患者 36 例，经治疗 3 个疗程后，痊愈 19 例，显效 14 例，有效 3 例，无效 0 例，总有效率 100.0%。治疗后血清雌二醇水平显著提高（$P < 0.01$）；血卵泡刺激素水平较治疗前亦有明显升高（$P < 0.05$）。血红蛋白、红细胞值明显提高（$P < 0.01$）；血小板值较治疗前明显提高（$P < 0.05$）。中医症状积分值较治疗前明显下降（$P < 0.01$）。治疗后 21 例基础体温呈现双相曲线，19 例患者高温相曲线持续 12 天以上；对照组 17 例，治疗后有 2 例基础体温示双相曲线，1 例高温相曲线持续 12 天以上。

【来源】陈霞，于红娟. 功血饮治疗肝肾阴虚型青春期功能失调性子宫出血的临床观察. 中国中西医结合杂志，2000，（12）：936 – 937

🪷 熟地黄山萸汤

熟地黄 30g 砂仁 8g 山茱萸 10g 枸杞子 10g 菟丝子 10g 黄芪 40g 白术 10g 茯苓 10g 太子参 30g 蒲黄 10g（包煎） 五灵脂 10g 旱莲草 20g 女贞子 20g 仙鹤草 10g 三七粉 6g（冲服）

【用法】水煎服，每天 2 次，每日 1 剂。经期停用，月经来潮后第五天继服。血止后停药。

【功效】滋肾益阴，固冲止血。

【适应证】无排卵性功能失调性子宫出血（肾阴虚型）。症见：经血无周期可循，经量或多或少，腰膝酸软，五心烦热。经色深红、质稠，口干咽燥，潮热盗汗，便干尿黄，舌质红，少苔或无苔，脉细数。

【临证加减】阴道出血停止后，上方去蒲黄、五灵脂、仙鹤草、三七粉；夜寐不安者，加远志 10g、酸枣仁 10g；潮热汗出者，加浮小麦 30g；口渴甚者，加天花粉 10g、乌梅 10g；大便干燥者，去白术、茯苓，加火麻仁 10g。

【疗效】熟地黄山萸汤治疗绝经过渡期崩漏 43 例，治疗 3 个月经周期，治愈 7 例（经量、经期、周期恢复正常，能维持 3 个月经周期以上，或更年期妇女血止绝经者），好转 32 例（经量、经期、周期虽恢复正常，但不能维持 3 个月经周期；或经量减少，或经期缩短），未愈 4 例（阴道出血无变化），总有效率90.70%。

【来源】马爱华，吴玉联. 熟地黄山萸汤治疗肾阴虚型绝经过渡期崩漏临床观察. 北京中医药，2010，（3）：201-203

固本调经汤

太子参30g　生黄芪15g　白术12g　茯苓12g　木香9g　续断9g　杜仲9g　山茱萸9g　生地黄21g　旱莲草12g　女贞子12g　益母草18g　三七粉（冲）3g　生蒲黄（包）9g　仙鹤草9g　煅龙骨15g　煅牡蛎15g　升麻6g　甘草6g

【用法】水煎服，每天2次，每日1剂。血止后停药。于下次月经前5天再服此方至血净。连续治疗3个月经周期为1个疗程。

【功效】健脾益肾，活血止血。

【适应证】**更年期功能失调性子宫出血（肾虚血瘀型）。**

【疗效】固本调经汤治疗更年期功能失调性子宫出血33例，治疗3个月经周期，治愈17例（控制出血后，连续3个月经周期经期、经量均正常，自觉症状消失，血色素在100g/L以上，恢复正常排卵，基础体温双相，黄体期不少于12天，或更年期妇女血止后绝经），显效12例（控制出血后，月经周期、经量基本正常，但经期仍较长（7~10天），自觉症状基本消失，血色素在100g/L以上），有效2例（月经周期、经期、部分自觉症状得到明显改善，血量减少，血色素在80g/L以上），无效2例（以上各项均无改善），总有效率为93.94%。

【来源】林岚. 固本调经汤治疗更年期功能失调性子宫出血33例临床观察. 福建中医药，2006，（5）：13-14

益气养阴止崩汤

黄芪30g　太子参15g　白芍15g　当归15g　女贞子15g　旱莲草15g　龙眼肉15g　枸杞子15g　酸枣仁15g　麦门冬15g　阿胶（烊化）10g　艾叶10g　甘草6g

【用法】水煎服，每天2次，每日1剂。1个月为1个疗程，连用3个疗程。

【功效】益气养阴。

【适应证】**功能失调性子宫出血（气阴两虚型）**。症见：月经周期紊乱，阴道出血如注或日久淋漓不尽，伴气短乏力，头晕心悸，口干喜饮，心烦不寐，尿黄便秘，舌质红，苔薄白或薄黄，脉沉细或弦。

【临证加减】月经过多、阴虚火旺者，龟板 10g 易阿胶、沙参 10g 易太子参，酌加藕节炭 10g、黄芩炭 10g、生地黄炭 10g、牡丹皮 10g；经期延长淋漓 10 余日不净者，酌加藕节炭 10g、地榆炭 10g、白茅根炭 10g；暴崩气随血脱者，用独参汤频频灌服并加服云南白药；血多不止者，可加血余炭 10g、地榆炭 10g、仙鹤草 10g、三七 10g、煅龙骨 10g、煅牡蛎 10g；久漏不止，阴损及阳，肾阳不足，气血俱虚者，加紫河车 10g、巴戟天 10g；脉沉细无力者，酌加升麻炭 10g、柴胡 10g。

【疗效】益气养阴止崩汤治疗崩漏 80 例，治疗 3 个疗程，痊愈 57 例（经量、经期、周期恢复正常，停药后仍然维持 3 个月经周期以上者；更年期妇女治疗后血止，经期经量能连续维持 3 次以上正常或绝经），好转 21 例（经量、经期、周期虽恢复正常，但停药后不能持续 3 个月经周期或经量减少，或经期缩短，或周期恢复正常者；更年期妇女治疗后血止，经期有所缩短，经量有所减少者），无效 2 例（连续治疗 3 个月未见好转者）。总有效率为 97.5%。

【来源】李桂华，李灵芝，陈萍. 益气养阴止崩汤治疗崩漏 80 例. 福建中医药，2005，(1)：44

🪷 黑药煎

生地黄炭 15g　黄芩炭 10g　地榆炭 18g　贯众炭 10，黑荆芥 15g
麦门冬 12g　三七 3g

【用法】水煎服，每天 2 次，每日 1 剂。

【功效】固冲摄血止血。

【适应证】**更年期功能性子宫出血（冲任不固型）**。

【临证加减】肾阴虚者，去黄芩炭，加熟地黄炭 12g、龟板 10g、枸杞子 12g、地骨皮 15g；属肾阳虚者，去黄芩炭，加熟地黄炭 15g、补骨脂 10g、淫羊藿 10g、仙茅 10g、山药 12g；属肝郁脾虚者，加柴胡 10g、郁金 10g、白芍 15g、茯苓 15g、枸杞子 12g、生白术 10g。

【疗效】黑药煎加味治疗更年期功能性子宫出血 86 例，痊愈 21 例（服药 3～5 剂，阴道不规则出血停止，1 年以内不复发），显效 11 例（服药 3～12 剂，出血停止，1 年以内有复发，仍用原方有效），无效 4 例（服药 3～5 剂，出血虽减少而未能停止），总有效率 95.3%。

【来源】王芝敏，荣守凤. 黑药煎治疗更年期子宫功能性出血 86 例. 河南中医，2000（1）：39

❀ 白头翁二至合剂方

　　白头翁 12g　秦皮 8g　女贞子 10g　旱莲草 12g　山药 12g　续断 12g　生地黄 12g　白芍 12g　黄芩 8g　仙鹤草 12g　蒲黄炭 10g　生甘草 6g

【用法】水煎服，每天 2 次，每日 1 剂。

【功效】养阴平肝，凉血止血。

【适应证】**功能性子宫出血（阴虚肝旺型）**。症见：月经血色殷红，量多或淋漓不尽，头晕目眩，腰酸，手足心热，性急易怒，脉细数或细弦，舌质红或有裂纹，苔少或薄黄。

【临证加减】出血多者，加阿胶 12g。

【疗效】龚某，40 岁，月经淋漓 10～20 天不净，自述有时阴部灼热，胀痛，经前失眠，性急易怒或头晕头痛。脉细弦，舌质偏红，苔淡黄。以白头翁二至合剂加减治疗 2 个月经周期，药后经行 7 天干净。再以杞菊地黄丸巩固，此后月经正常。

【来源】李衡友. 李衡友论治妇科病. 上海：上海中医药大学出版社，2004：11

❀ 参乌合剂方

　　党参 15～20g　何首乌 12～15g　山药 15g　白及 10g　续断 10g　女贞子 10g　旱莲草 12g　仙鹤草 12～15g　蒲黄炭 10g　生甘草 6g

【用法】水煎服，每天 2 次，每日 1 剂。

【功效】养阴平肝，凉血止血。

【适应证】**功能性子宫出血（气阴两虚型）**。症见：月经出血量过多或淋漓不尽，头晕腰酸，体倦乏力。口干，手足心热或夜寐差，脉细弱，舌质微红或有裂纹。

【临证加减】出血过多者，加阿胶 12g、三七末 3g；如气虚过重者，加黄芪 20g；肝火过重者，加白头翁 10g、秦皮 8g。

【疗效】樊某，18 岁，阴道流血 40 天不净，诊断性刮宫病理诊断为子宫内膜增生期改变，行诊刮术后出血仍未停止，经血或多或少，症见头晕乏力，手足心热，间或胸胁闷胀，脉弦细，舌苔薄黄。先以参乌合剂加白头翁、秦皮 5 剂，再以逍遥散加止血之品 3 剂，出血停止。再次行经，经量中，5 天净。

【来源】李衡友. 李衡友论治妇科病. 上海：上海中医药大学出版社，2004：12

补肾固经汤

党参 20～30g　熟地黄 20～30g　枸杞子 15～20g　菟丝子 20～30g 阿胶 10～15g　炮姜炭 6～10g　炒杜仲 15～20g　白术 15～20g

【用法】水煎服，每天 2 次，每日 1 剂。本方出血期使用，若血止后，可经常服用归脾丸或金匮肾气丸。

【功效】健脾益气、补肾固经

【适应证】**功能失调性子宫出血（脾肾两虚型）**。症见：更年期崩漏。

【临证加减】若偏阳虚久漏不止者，加补骨脂 10g、鹿角霜 10g；若夹瘀者，加当归 10g、川芎 10g。

【来源】李寿山. 中医临床家李寿山. 北京：中国医药科技出版社，2002：141

育阴止崩汤

熟地黄 10g　山药 10g　续断 10g　桑寄生 10g　山茱萸 10g　海螵蛸 12g　龟板 12g　白芍 12g　阿胶 10g　炒地榆 30g

【用法】水煎服，每天 2 次，每日 1 剂。

【功效】补肾固冲止血。

【适应证】**功能性子宫出血（阴虚型）**。症见：月经初为淋漓不断，继则突然大下，血色鲜红无臭，腹无胀无痛，腰酸，足跟痛，头眩，耳鸣，健忘，心悸善惊，潮热盗汗，手足心热，舌干红无苔，口干不欲饮，面红颧赤，脉象弦细数。本方加减后也可以治疗阴虚有热的月经先期、月经过多、经间期出血、赤带、先兆流产等疾病。

【临证加减】如出血量多者，倍用地榆、加棕榈炭12g、蒲黄炭12g；热象明显，经血色红，舌质偏红者，加盐黄柏8g、地骨皮10g、知母10g；气虚下陷者，加升麻8g。

【疗效】邓某，16岁，患崩漏2年之久，此次阴道流血50余日，量多少不定，色红无块，兼有气血亏虚之证。经以本方加味10剂治疗后，病势好转，经量减半；再服1周后，出血停止。后以本方加减制成丸剂，调治1年，月经以时而下，量质正常。

【来源】韩百灵. 百灵妇科. 哈尔滨：黑龙江人民出版社，1980：64

止血汤

止血Ⅰ号：旱莲草30g　仙鹤草30g　大黄炭6g　侧柏炭30g

止血Ⅱ号：上方加入血见愁30g

止血Ⅲ号：赤石脂30g　禹余粮30g　补骨脂15g　鹿衔草30g

【用法】水煎服，每天2次，每日1剂。

【功效】补肾止血。

【适应证】**功能性子宫出血（肾虚型）**。上方止血Ⅰ号、止血Ⅱ号，适用于肾阴虚者；止血Ⅲ号，适用于肾阳不足者。

【来源】梅乾茵. 黄绳武妇科经验集. 北京：人民卫生出版社，2004：54

功血汤

功血Ⅰ号：熟地黄18g　山药15g　桑椹子15g　枸杞子12g　茯苓9g　旱莲草24g　女贞子15g　白芍15g　紫河车9g　陈皮6g

功血Ⅱ号：熟地黄18g　山药15g　桑椹子15g　枸杞子12g　杜仲9g　菟丝子12g　鹿角霜15g　当归9g　白芍12g　紫河车9g　覆盆子9g　巴戟天9g　炙甘草6g

功血Ⅲ号：功血Ⅱ号方去覆盆子、巴戟天

【用法】水煎服，每天2次，每日1剂。

【功效】调整周期。功血Ⅰ号：育阴潜阳；功血Ⅱ号：温补肾阳；功血Ⅲ号：补益肾元。

【适应证】**功能性子宫出血（肾虚型），血止后，调整周期。**肾阴虚者选功血Ⅰ号；肾阳虚者，选功血Ⅱ号；肾阴阳俱虚者，选功血Ⅲ号。

【来源】梅乾茵. 黄绳武妇科经验集. 北京：人民卫生出版社，2004：54

温阳止崩汤

炙黄芪15g 党参10g 熟附子炭6g 炮姜炭5g 生地黄炭12g 鹿角胶12g 三七粉（吞）3g 大黄炭g 血余炭10g 仙鹤草10g

【用法】水煎服，每天2次，每日1剂。

【功效】温经壮阳，固摄冲任。

【适应证】**功能失调性子宫出血（阳虚型）。**

【临证加减】若青春期功血，禀赋虚弱，肾气不足所致，加炙龟板12g、补骨脂10g、旱莲草10g；若育龄期妇女，体虚受邪，败瘀未净，加血竭3g、失笑散10g；若更年期妇女命门火衰，脾阳失煦而暴崩失血者，加龙骨30g、牡蛎18g、海螵蛸10g。

【疗效】曹某，49岁，平素行经量多，近一年余月经紊乱，行则量多如崩，淋漓不净。诊断性刮宫，病检为"子宫内膜腺体单纯性增生"。拟诊"更年期功血"，证系崩漏。服本方后崩势即减，精神稍振，原方复进2剂而血全止。

【来源】章勤. 何少山医论医案经验集. 上海：上海科学技术出版社，2007：227，71

活血化瘀方

蒲黄炭9g 赤芍9g 泽兰9g 川芎9g 桃仁9g 红花9g 莪术9g 卷柏9g 续断9g 炙甘草6g

【用法】水煎服，每天2次，每日1剂。

【功效】活血化瘀，通因通用。

【适应证】**功能失调性子宫出血（血瘀型）。**症见：血瘀崩漏，阴道出血或多或少，或有血块，腹痛拒按，下血后腹痛减轻。脉沉弦，舌质黯，或有瘀点，舌苔薄。本方也可以化瘀下胚，用于治疗宫外孕包块。

【临证加减】腹痛甚，加五灵脂12g，或三七末（冲服）3g；腹胀，可加香附 12g、枳壳 9g；兼有热象，选加黄芩 9g、炒栀子 9g、牡丹皮 9g；兼有寒象者，加炮姜 6g、艾叶炭 9g；血虚，加阿胶（兑）12g、棕榈炭 9g；气虚者，加黄芪 20g、党参 20g。

【疗效】张某，43 岁，患者平素月经正常，近一月月经间断出血，淋漓不净，量多，色红有块，伴小腹疼痛、拒按、腰痛。使用活血化瘀汤前后 6 剂，阴道出血基本干净。

刘某，21 岁，停经 50 天，阴道不规则出血 18 天。血绒毛膜促性腺激素明显高于正常值，B 超检查左附件区 54mm×40mm 非均质性包块，提示输卵管妊娠。使用活血化瘀汤加减 12 剂，腹痛消失，复查血绒毛膜促性腺激素连续下降。妇检、B 超复查，子宫及双侧附件均未见异常。

【来源】刘云鹏，等. 中医临床家刘云鹏. 北京：中国医药科技出版社，2001：8，203

健脾固冲汤

地黄炭 9g　阿胶 12g　生地黄 9g　黄芪 9g　白术 9g　白芍 12g
甘草 6g　炮姜炭 3～6g　赤石脂 30～60g

【用法】水煎服，每天 2 次，每日 1 剂。

【功效】养血止血，固冲。

【适应证】功能失调性子宫出血（脾虚阴伤，冲任不固型）。症见：崩漏久不止，口干，纳差，四肢无力，脉虚数或沉软，舌质红而干或淡红，舌苔黄。

【临证加减】下血量多，加棕榈炭 9g、煅龙骨 30g、煅牡蛎 30g；舌质红，脉细数或手足心热，阴虚者，加女贞子 15g、旱莲草 15g；热甚者，加黄柏 9g；腰痛者，加杜仲 12g、续断 9g；气虚者，加党参 30g 或黄芪 30g。

【疗效】刘某，45 岁，崩漏年余，诊断性刮宫，诊为"子宫内膜增生症"，证属脾虚阴伤，冲任不固，使用健脾固冲汤，服药 2 剂，阴道出血即减，4 剂服完，阴道出血基本干净。1 年后访问，月经正常。

【来源】刘云鹏，等. 中医临床家刘云鹏. 北京：中国医药科技出版社，2001：14

寒凉止崩汤

黄芩 10g　白芍 10g　生地黄 15g　丹皮炭 6g　旱莲草 15g　白茅

根 15g　乌贼骨 10g　血余炭 6g　茜草根炭 6g

【用法】水煎服，每天 2 次，每日 1 剂。病重者可日服 2 剂。

【功效】清热止血。

【适应证】**功能失调性子宫出血（血热型）**。症见：月经不调，或经期错行，或经来不断，血下如崩，淋漓不止，血色鲜红，心烦口干，夜眠不安，舌质红、苔黄。

【临证加减】若发热者，加青蒿 10g、白薇 10g；兼腹痛者，加砂仁 6g、制香附 10g；久病漏下淋漓不止者，加阿胶 10~15g。

【疗效】某，30 岁患者，月经来而不止，血注如崩，身发热，以上方倍用剂量，药取浓煎，不分昼夜，时时频服，3 剂后热已退，血亦渐止，再服 6 剂，直至病愈，后未再发。

【来源】吴大真，乔模. 现代名中医妇科绝技. 北京：科学技术文献出版社，2000：51

养血止崩煎

党参 9g　黄芪 9g　白术 9g　白芍 9g　炮姜 3g　炙甘草 3g　阿胶（烊化）9g　艾叶炭 9g　当归 9g　熟地黄 9g　川芎 9g　紫石英 12g　花蕊石 9g　牛角鳃 9g

【用法】水煎服，每天 2 次，每日 1 剂。

【功效】健脾益气，养血止崩。

【适应证】**功能失调性子宫出血（脾虚不固型）**。症见：月经周期紊乱，或月经规律但月经量多或经期延长。

【来源】肖承棕，吴熙. 中医妇科名家经验心悟. 北京：人民卫生出版社，2009：287

温肾调周汤

淫羊藿 15g　仙茅 6g　紫河车 10g　枸杞子 15g　女贞子 15g　党参 15g　当归 10g　白芍 10g　香附 10g　益母草 10g

【用法】水煎服，每天 2 次，每日 1 剂。

【功效】补肾促排卵。

【适应证】功能失调型子宫出血（肾虚型）。症见：月经周期紊乱，基础体温单相。

【来源】肖承棕，吴熙. 中医妇科名家经验心悟. 北京：人民卫生出版社，2009：467

🪷 双补止崩汤

党参 15g　炙黄芪 15g　当归 9g　白芍 9g　续断 9g　菟丝子 9g　艾叶炭 9g　棕榈炭 9g　香附 9g　女贞子 12g　桑寄生 12g　阿胶 15g（烊化）

【用法】水煎服，每天 2 次，每日 1 剂。

【功效】补心健脾，益气摄血止血。

【适应证】功能失调性子宫出血（心脾气虚型）。

【来源】张伯礼. 津沽中医名家学术要略. 北京：中国中医药出版社，2008：18

🪷 固经汤

桑寄生 30g　续断 12g　乌贼骨 12g　生龙骨 20g　生牡蛎 20g　黄芪 20g　白术 20g　生地黄 20g　白芍 10g　柴胡 6g　炒茜草 6g

【用法】水煎服，每天 2 次，每日 1 剂。

【功效】平补肝肾，兼扶脾。

【适应证】功能失调性子宫出血（肝肾不足型）。

【来源】胡国华，罗颂平. 全国中医妇科流派研究. 北京：人民卫生出版社，2012：43

🪷 益鹤四君子汤

党参 60g　白术 9g　升麻 24g　仙鹤草 60g　生黄芪 60g　阿胶珠 9g　夜交藤 60g　桑寄生 15g　菟丝子 15g　血余炭 9g　茯苓 9g

【用法】水煎服，每天 2 次，每日 1 剂。

【功效】益气固冲。

【适应证】功能失调性子宫出血（肝脾气虚，冲任失固型）。症见：崩下量多色红，子宫下垂，膀胱壁膨出。

【来源】王谓川. 王谓川临床经验选. 西安：陕西人民出版社，1979：82

门成福崩漏方1

当归12g 川芎15g 桃仁12g 益母草24g 炮姜6g 荆芥炭6g 茜草12g 乌贼骨15g 丹参15g 香附15g 黑山楂15g

【用法】水煎服，每天2次，每日1剂。

【功效】祛瘀止血，调理冲任。

【适应证】**功能失调性子宫出血（瘀血阻滞型）**。症见：月经量多，经色紫暗，或有血块，经期延长，经行腹痛，舌暗或有瘀斑瘀点，脉沉。

【疗效】李某，44岁，月经量多，淋漓不断1年余，诊时出血15天，量仍多，以本方4剂，阴道出血减少，色淡，无血块；继服3剂，出血已止。

【来源】门成福. 门成福妇科经验精选. 北京：军事医学科学出版社，2005：78

门成福崩漏方2

熟地黄炭30g 当归12g 炒白芍15g 乌贼骨15g 茜草炭15g 荆芥炭6g 炒杜仲15g 续断25g 菟丝子30g 淫羊藿25g 阿胶珠15g

【用法】水煎服，每天2次，每日1剂。

【功效】补肾固冲，止血调经。

【适应证】**功能失调性子宫出血（肾阳虚型）**。症见：月经量时多时少，淋漓不尽，色淡，无血块，舌淡，苔薄白，脉细。

【疗效】石某，27岁，月经量时多时少，淋漓不尽，未避孕未孕已有4年之余。西医诊断为：①功能性子宫出血，无排卵型；②不孕症。以本方加减治疗3月，妊娠阳性。

【来源】门成福. 门成福妇科经验精选. 北京：军事医学科学出版社，2005：64

补肾固冲汤

桑寄生30g 生黄芪30g 山药15g 阿胶珠15g 鸡内金15g 续断10g 白术10g 当归10g 蒲黄炭10g 炒香附10g 陈皮10g 三七粉3g（冲）

【用法】水煎服，每天2次，每日1剂。

【功效】补肾健脾，固冲止血。

【适应证】**围绝经期功能失调性子宫出血（脾肾两虚型）**。症见：月经周期紊乱，经期延长，量多者多于月经量，量少者点滴淋漓不尽，伴腰酸、头晕乏力、四肢酸懒、睡眠不佳、纳差、面色萎黄或苍白，舌淡，苔薄白，脉细弱。

【疗效】本方治疗围绝经期功能失调性子宫出血54例，治愈48例（经量、经期、周期恢复正常，自觉症状消失，停经后能维持3个月经周期以上，或者围绝经期妇女血止绝经者），占90.7%；好转4例（经量、经期、周期虽恢复正常，自觉症状好转，停经后不能维持3个月经周期，或者经量减少，或者经期缩短），占7.4%；无效1例（阴道出血无变化），总有效率98%。

【来源】章辉. 补肾固冲汤治疗围绝经期功能失调性子宫出血54例临床观察. 四川中医，2012，30（8）：109

保化汤加减

黄芪30g　党参20g　焦白术12g　益母草30g　茜草12g　炒五灵脂25g　炒蒲黄20g　白芍10g　阿胶（烊）10g　炙甘草6g

【用法】水煎服，每天2次，每日1剂。血止后改为归脾丸至下次月经来潮。

【功效】健脾益气，化瘀止血。

【适应证】**围绝经期功能性子宫出血（脾虚血瘀型）**。

【临证加减】若肾虚腰痛甚者，酌加炒杜仲10g、续断10g、桑寄生10g；虚寒者，加艾叶炭10g、炮姜炭10g；血虚欲脱者，党参改人参，加五味子10g、山茱萸10g；气滞加延胡索10g、香附炭10g。

【疗效】以本方治疗围绝经期功能性子宫出血60例，治愈21例，好转35例，有4例在服药后子宫出血无变化行刮宫术，治疗总有效率为93.33%。

【来源】韩宁，王鲁文. 保化汤加减治疗围绝经期功能性子宫出血60例. 四川中医，2009，27（8）：93-94

补肾方

熟地黄12g　山药12g　白芍12g　山茱萸12g　菟丝子12g　枸杞

子 12g 续断 12g 杜仲炭 12g 炒白术 12g 阿胶 15g（烊化兑服）
炙升麻 10g

【用法】水煎服，每天2次，每日1剂。连服3个月为1疗程。

【功效】补肾气，固冲任。

【适应证】**青春期功能失调性子宫出血（肾虚型）**。症见：月经周期紊乱，或经期延长，淋漓不断；经量时多时少，或停经数月后又暴下不止；血色淡红或淡暗质稀；常伴不同程度的贫血。面色晦暗，肢冷畏寒，腰腿酸软，小腹空坠，舌淡、苔白，脉沉细无力。

【临证加减】肾阴虚者，非经期熟地黄易生地黄，加女贞子 12g、旱莲草 12g、龟板胶 10g（烊化兑服）；经量多或淋漓不断者，加地榆炭 12g、侧柏叶 12g、茜草炭 12g。肾阳虚者，非经期加党参 15g、黄芪 15g、淫羊藿 15g、覆盆子 12g、补骨脂 12g、鹿角胶 9g；经期量多或淋漓者，加蒲黄 10g（另包）、炮姜炭 6g、艾叶炭 6g。

【疗效】本方治疗青春期功血 35 例，痊愈 26 例（阴道出血停止，其他兼症减轻或消失，建立正常排卵的月经周期），好转 7 例（出血量减少，兼症减轻，但月经周期未能建立），无效 2 例（服用中药前后无变化，改为西医治疗），总有效率 94%。疗效最短 20 天，最长 3 个月。

【来源】王翠玉，刘薇. 补肾方治疗青春期功血 35 例疗效观察. 四川中医，2010，28（2）：89

滋肾固冲汤

党参 30g 黄芪 30g 白术 10g 菟丝子 10g 山茱萸 20g 鹿角霜 12g 续断 10g 阿胶 10g（烊化） 乌贼骨 12g 茜草 12g 白芍 15g

【用法】水煎服，每天2次，每日1剂。

【功效】滋肾健脾。

【适应证】**功能失调性子宫出血（脾肾两虚型）**。

【临证加减】血崩如注，加红参 10g（焗服）、黑姜炭 10g；偏肾阳虚，加淫羊藿 10g、巴戟天 10g；偏肾阴虚，加女贞子 12g、旱莲草 12g、龟板胶 15g（烊化）；色瘀暗有血块者，加三七粉 12g、益母草 12g。

【疗效】以本方治疗崩漏 35 例，治愈 28 例，好转 5 例，无效 2 例。

【来源】杨名群. 自拟滋肾固冲汤治疗崩漏疗效观察. 广西中医药，2007，30

（4）：28

芪珍止血汤

黄芪30g　升麻30g　党参12g　桔梗10g　柴胡6g　山茱萸12g　桑寄生10g　续断10g　茜草12g　海螵蛸15g　女贞子20g　旱莲草20g　仙鹤草30g　煅龙骨30g　煅牡蛎30g　阿胶10g　甘草6g

【用法】水煎服，每天2次，每日1剂。于就诊的第一天开始服药，连服7天，若7天之内血止，继服7天为1个疗程，若超过7天血未止，但较前有缓解，可继续服用至血止。并于下次月经第一天继续服用7天为另1个疗程，共治疗3个疗程。

【功效】补肾健脾，益气摄血固冲。

【适应证】**功能失调性子宫出血（脾肾两虚型）。**

【疗效】以本方治疗围绝经期功能失调性子宫出血患者55例，总有效率为100%，结果痊愈47例（经量、经期、周期恢复正常，能维持3个月经周期以上，血色素在10g以上），显效5例（经量、周期基本正常，但不能维持3个月经周期以上或经期仍较长，血色素在10g以上），有效3例（月经周期、经期及部分自觉症状得到明显改善，血量减少，血色素在8g以上），无效0例（以上各项指标均无明显改善）。

【来源】江晓婧，石萍，刘涓，等. 芪珍止血汤治疗围绝经期功能失调性子宫出血疗效观察. 广西中医药，2012，35（5）：19－21

经漏验方

乌贼骨20g　莲房炭50g　生地黄炭50g　当归10g　胡黄连10g　知母15g　升麻10g　白芍20g　木香10g　牡蛎20g　甘草20g　大枣10枚

【用法】水煎服，每天2次，每日1剂。

【功效】滋阴敛血，和胃益气。

【适应证】**功能性子宫出血（阴虚内热型）。**症见：出血淋漓不断，色鲜红，头晕耳鸣，五心烦热，倦怠乏力，舌红少苔，脉细数无力。

【疗效】李某，31岁，因经期参加运动会，月经来潮10余天仍淋漓不断，服用此方 3 剂出血停，1 个月后，月经如期而至，身无不适，7 天干净。

【来源】吴大真，乔模. 现代名中医妇科绝技. 北京：科学技术文献出版社，2000：50

三草牡蛎枣楂汤

仙鹤草 30g　旱莲草 30g　益母草 15g　生牡蛎 30g　大枣 30g　山楂炭 30g

【用法】水煎服，每天 2 次，每日 1 剂。

【功效】补肾活血止血。

【适应证】**功能失调性子宫出血（肾虚血瘀型）**。症见：青春期少女崩漏，疗效不易巩固，反复无常者。

【来源】胡国华，罗颂平. 全国中医妇科流派研究. 北京：人民卫生出版社，2012：43

龟板清阴三草汤

龟板 30g　生地黄 20g　旱莲草 15g　鹿衔草 20g　阿胶 12g　仙鹤草 30g　生龙骨 20g　生牡蛎 20g　乌贼骨 12g　白术 20g　白芍炭 12g　炒茜草 10g　炒黄芩 10g　柴胡 6g　三七粉 3g（冲服）

【用法】水煎服，每天 2 次，每日 1 剂。

【功效】滋阴养血止血。

【适应证】**功能失调性子宫出血（阴虚型）**。

【来源】胡国华，罗颂平. 全国中医妇科流派研究. 北京：人民卫生出版社，2012：43

凉血清海汤

桑叶 20g　地骨皮 10g　牡丹皮 10g　生荷叶 10g　槐米 10g　玄参 10g　紫草根 10g　白芍 10g　生地黄 10g　旱莲草 10g　炒玉竹 10g　甘草 5g

【用法】水煎服，每天 2 次，每日 1 剂。

【功效】凉血清热，滋阴固冲。

【适应证】**功能失调性子宫出血（血分实热型）**。症见：月经先期、月经过多、经期延长、崩漏，舌质红，苔黄或薄黄。

【临证加减】肝阳上逆头痛者，加钩藤 15g；鼻衄吐血者，加白茅根 10g、川牛膝 10g；不寐者，加黄连 6g、合欢皮 10g；经量多如崩者，加仙鹤草 10g、藕节 10g；若腹痛、血块多者，加制大黄 10g、三七 5g；病久气血两伤、气虚血热者，加太子参 10g、黄芪 10g。

【疗效】唐某，43 岁。胎产数次，近来月经逐月超前，量多如崩，色鲜。口干，寐不安。舌红，脉弦数。适值经行第二天，以本方治疗 3 剂后，经量减少，月经干净后 10 天，以本方加养阴之品调理，下次月经准时来潮。

【来源】章勤. 何少山医论医案经验集. 上海：上海科学技术出版社，2007：231，81

🪷 血府逐瘀汤加减

当归 10g 生地黄 10g 桃仁 12g 红花 10g 赤芍 6g 川芎 5g
枳壳 6g 淮牛膝 10g 桔梗 5g 紫珠草 9g 甘草 3g

【用法】水煎服，每天 2 次，每日 1 剂。

【功效】行气活血调经。

【适应证】**功能失调性子宫出血（血瘀型）**。症见：经行不畅，血紫挟块，少腹胀痛或刺痛，舌暗红或舌有瘀点者，脉沉弦或细涩。

【临证加减】若血崩气脱，加独参汤；若气虚致瘀，加黄芪 10g、党参 10g、白术 10g；气滞者，加郁金 10g、香附 10g；脘腹胀满者，加茯苓 10g、山药 10g、陈皮 10g；瘀滞疼痛者，加失笑散；因寒致瘀者，加吴茱萸 6g、小茴香 5g、干姜 5g；因热致瘀者，加丹参 10g、玄参 10g；若因气血两虚，子宫收缩乏力，加益母草 10g、仙鹤草 10g。

【疗效】血府逐瘀汤加减治疗功能性子宫出血 210 例，用药时间最短 2 天，最长 12 天，平均 7 天。治愈 154 例（完全血止，腹痛消失，随访月经周期正常），好转 35 例（完全血止，往后月经量及持续时间已接近正常周期），有效 14 例（血止月经周期仍不规则，往后出血量较前减少），无效 7 例（症状和体征与治疗前比较无好转），总有效率达 96.7%。

【来源】庄春香，庄宇涵. 从瘀论治功能性子宫出血 210 例. 福建中医药，2004，(4)：33－34

加味地黄汤

熟地黄 30g　山茱萸 15g　山药 15g　丹皮 9g　茯苓 15g　泽泻 9g
阿胶 15g　仙鹤草 30g

【用法】水煎服，每天 2 次，每日 1 剂。

【功效】养阴止血。

【适应证】**功能失调性子宫出血（阴虚型）。**

【来源】胡国华，罗颂平. 全国中医妇科流派研究. 北京：人民卫生出版社，
2012：395

加味逍遥汤

当归 6g　白芍 9g　柴胡 9g　茯苓 15g　白术 15g　丹皮 9g　焦栀
子 9g　地榆炭 30g　阿胶 15g　乌梅 15g

【用法】水煎服，每天 2 次，每日 1 剂。

【功效】疏肝解郁止血。

【适应证】**功能失调性子宫出血（气郁型）。**

【来源】胡国华，罗颂平 全国中医妇科流派研究. 北京：人民卫生出版社，
2012：395

滋肾固冲汤

生龙骨（先煎）25g　生牡蛎（先煎）25g　乌贼骨（先煎）15g
龟板 12g　女贞子 10g　旱莲草 10g　地骨皮 10g　柴胡 6g　白芍 10g
续断 10g　山茱萸 10g　菟丝子 10g　枸杞子 10g　生地黄 10g　丹皮
10g　石斛 10g　椿根皮 10g　侧柏叶 10g　阿胶（烊化）12g

【用法】水煎服，每天 2 次，每日 1 剂。

【功效】滋阴养肾，固冲止血。

【适应证】**功能失调性子宫出血（肾阴虚型）。**症见：月经先期，经期延
长，经血量多，崩中漏下。

【临证加减】气虚者，加黄芪 10g、党参 10g、升麻 10g、五味子 10g，去
龟板、地骨皮、生地黄、丹皮；肾阳虚者，加补骨脂 10g、胡芦巴 10g、肉桂

3g、炮附子10g、紫河车10g，去龟板、地骨皮、生地黄、丹皮、石斛、女贞子；出血过多者，加赤石脂12g、五倍子10g、五味子10、三七粉5g、地榆炭10g、侧柏炭10g、棕榈炭10g、贯众炭10g；血虚者，加熟地黄12g、当归10g、何首乌10g，去丹皮；阴虚者，加青蒿10g、地骨皮10g，去菟丝子；血瘀者，加益母草10g、五灵脂10g、蒲黄炭10g、茜草炭10g；肝郁者，加香附10g、木香6g。

【疗效】女性患者，42岁。月经先后不定期半年余，曾因出血不止行诊断性刮宫，病理结果为"增殖期子宫内膜"，以滋肾固冲方加黄芪、沙参等，经过两个月的调治，月经周期逐渐规律，经量适中，其他诸症消失。

【来源】胡国华，罗颂平. 全国中医妇科流派研究. 北京：人民卫生出版社，2012：75，78

🪷 胶红饮

　　　阿胶（烊化）30g　当归30g　红花18g　冬瓜仁15g

【用法】水煎服，每天2次，每日1剂。

【功效】去瘀生新，止崩。

【适应证】**功能失调性子宫出血（血热兼瘀型）。**

【临证加减】若月经量多，气随血脱者，加人参15g、白术10g；有热者，加细茶叶20g。

【疗效】魏某，26岁，病起于6个月前经期过劳，以致月经紊乱。月经来潮20余日，经量先少，渐至量多如崩，鲜红有块，四肢无力，小腹坠痛，动则心悸，以本方原方3剂，血止。再以归芍六君子加益气养血之品善后，随访未再复发。

【来源】王允升，张吉人，魏玉英. 吴少怀医案. 济南：山东科学技术出版社，1983：436，291

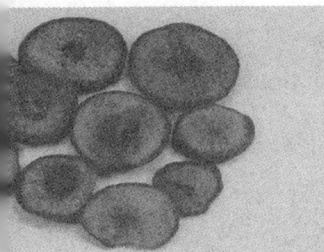

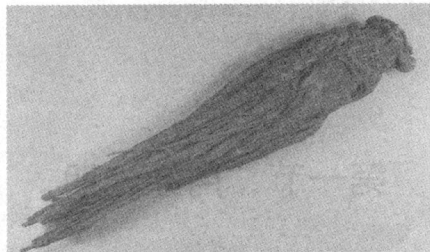

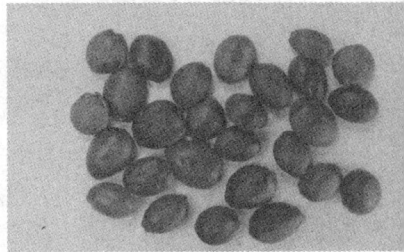

第四章
月经不调

　　月经不调也称月经失调，是一种常见的妇科疾病，表现为月经周期、经期或经量的异常。病因往往是功能失调，也可以是某些器质性病变的一个症状。

　　月经不调可以具体表现为"月经先期"、"月经后期"、"月经先后不定经"、"月经量多"、"月经量少"等，都属于中医"月经病血证"范畴。月经病是中医妇科四大疾病之首，妇科血证又是月经病的重要部分，其临床证候复杂多样，脏腑功能失调、气血失和、冲任损伤、外邪内侵、有形之邪阻滞等，均为本病的病机。中医辨证应结合病史，根据阴道出血的期、量、色、质变化及其余身证候，辨明寒热虚实；结合兼证及体质状况、舌脉特点，辨其病在何经，或左气右血。本病的治疗"以察阴阳，以平为期"为宗旨，调脏腑、调阴阳、调寒热、调虚实。

第一节　月经先期

🪷 三黄忍冬藤汤

黄连 4.5g　黄芩 9g　黄柏 9g　忍冬藤 15g　贯众 12g

【用法】水煎服，每天 2 次，每日 1 剂。

【功效】清热，凉血，止血。

【适应证】**月经先期（血热型）**。症见：月经先期，量多或崩漏。

【临证加减】若月经量多不止或月经淋漓不净者，加香附炭 9g、丹皮炭 9g、煅牡蛎 30g、蒲黄炭 9g。

【疗效】高某，24 岁，月经一月两次，淋漓不清，量多少不一，诊治时月经淋漓已半年未清，经用三黄忍冬藤汤加止血之品，先后 10 剂，月经干净。

【来源】裘笑梅. 裘笑梅妇科临床经验选. 杭州：浙江科学技术出版社，1982：191

🪷 生地黄龙牡汤

生地黄 30g　煅龙骨 15g　煅牡蛎 30g　旱莲草 12g　桑叶 30g　蒲黄炭 9g

【用法】水煎服，每天 2 次，每日 1 剂。

【功效】养阴清热，固涩止血。

【适应证】**月经先期（阴虚内热型）**。症见：月经先期，出血量多，经色鲜红，心烦尿赤，舌尖红起刺，心火亢盛，血热妄行者。

【临证加减】若食欲不振者，加谷芽 15g、鸡内金 9g；若阴虚盗汗者，加地骨皮 10g、浮小麦 30g；若腰脊痛楚者，加桑寄生 10g、杜仲 10g。

【疗效】胡某，18 岁，月经淋漓四月有余，每次经行量多，色鲜红，证属心火亢盛，血热妄行，用生地黄龙牡汤加减治疗，5 剂后出血停止。

【来源】裘笑梅. 裘笑梅妇科临床经验选. 杭州：浙江科学技术出版社，1982：192，46

安冲调经汤

　　山药15g　白术10g　炙甘草6g　石莲10g　续断10g　熟地黄12g
椿根皮10g　生牡蛎50g　乌贼骨12g

【用法】水煎服，每天2次，每日1剂。

【功效】平补脾肾，调经固冲。

【适应证】**月经先期（脾肾不足，夹有虚热型）**。症见：月经先期、月经
频发，或轻度子宫出血，舌质淡，苔薄白，脉弦缓。

【疗效】张某，41岁，月经频发量多9年余，以安冲调经汤11剂后，月
经周期恢复28天，量正常。

【来源】北京中医医院，北京市中医学校. 刘奉五妇科经验. 北京：人民卫生出版
社，2006：289，108

门成福月经先期方1

　　生地黄25g　丹皮12g　赤芍15g　白芍15g　金银花25g　菊花
15g　黄芩15g　桃仁15g　红花10g　鸡血藤25g　酒大黄10g（后下）
薏苡仁25g

【用法】水煎服，每天2次，每日1剂。

【功效】凉血止血。

【适应证】**月经先期（血热型）**。症见：月经先期，量多色红，口干苦，
大便燥结，小便色黄，舌质红，苔黄，脉数有力。

【疗效】楚某，19岁，月经提前十天半年，色红量多，经以本方治疗3
月，月经已恢复正常。

【来源】门成福. 门成福妇科经验精选. 北京：军事医学科学出版社，2005：6

门成福月经先期方2

　　熟地黄25g　白芍15g　当归15g　麦冬25g　枸杞子15g　茜草
12g　阿胶珠10g（烊化）　益母草30g　丹参25g　续断25g　酸枣仁
25g　石菖蒲12g

【用法】水煎服，每天2次，每日1剂。月经前一周服5～10剂，服5日

停 1 日。

【功效】滋阴清热，调经止血。

【适应证】**月经失期（阴虚血热型）**。症见：月经先期，色红量少，舌红绛，苔少，脉细数。

【疗效】张某，46 岁，月经提前，周期 21 ~ 23 天，色鲜红，量逐渐减少，经行 1 天即无，伴心烦，失眠，耳鸣腰酸，口干咽燥，手足心热，苔少，脉细数。查 B 超提示：子宫体积增大（110mm × 51mm × 67mm）。经前服药，共服 20 剂后见效。

【来源】门成福. 门成福妇科经验精选. 北京：军事医学科学出版社，2005：10

❀ 二桑四物汤

桑白皮 12g　桑叶 9g　炒当归 10g　炒赤芍 9g　生地黄 10g　牡丹皮 9g　炒黄芩 6g　白茅根 12g　川牛膝 9g　甘草 5g

【用法】水煎服，每天 2 次，每日 1 剂。

【功效】清热凉血调经。

【适应证】**月经失期（血热型）**。症见：月经先期，量多色红，口苦，目赤，舌红，脉弦数。

【疗效】杨某，35 岁，经前及经期头痛半年余，给予二桑四物汤加减 7 剂，再次行经，头痛明显减轻，经量亦增。用上法连续服用 3 个月，经行头痛 1 个月减，2 个月轻，3 个月愈。

【来源】胡国华，罗颂平. 全国中医妇科流派研究. 北京：人民卫生出版社，2012：151

❀ 益黄八珍合剂

党参 24g　白术 9g　茯苓 12g　当归 9g　生地黄 12g　赤芍 9g　川芎 6g　益母草 30g　地鳖虫 9g　炒蒲黄 9g　鸡血藤 18g

【用法】水煎服，每天 2 次，每日 1 剂。

【功效】益气养血活血。

【适应证】**月经失期（气血两虚夹瘀型）**。症见：月经先期，月经后期，月经先后无定期，月经淋漓，色暗有块，经行腹痛。

【来源】王谓川. 王谓川临床经验选. 西安：陕西人民出版社，1979：81

第二节 月经后期

门成福月经后期方1

柴胡15g 当归15g 白芍15g 茯苓15g 白术15g 甘草6g 丹参25g 益母草25g 川牛膝15g 乌贼骨15g 茜草12g 荆芥炭6g 炒杜仲15g 菟丝子25g

【用法】水煎服，调入红糖适量为引，每天2次，每日1剂。月经后服10剂。

【功效】疏肝理气，补肾调经。

【适应证】**月经后期（肾虚肝郁型）**。症见：月经后期，量或多或少，伴有乳房小腹胀痛，舌质淡，苔薄白，脉细弦。

【疗效】冯某，30岁，半年来月经不正常，量时多时少，提前或错后均有，诊时月经刚干净10余天，今又见红，量中等有血块，以本方4剂月经顺利过完，经后继服上方加减共20余剂后，月经来潮，恢复正常。

【来源】门成福. 门成福妇科经验精选. 北京：军事医学科学出版社，2005．23

门成福月经后期方2

熟地黄25g 当归25g 白芍15g 川芎15g 丹参25g 益母草25g 菟丝子25g 淫羊藿25g 三棱15g 莪术15g 枳壳15g 川牛膝15g 炒杜仲15g 红花15g 陈皮15g

【用法】水煎服，每天2次，每日1剂。月经前服5～10剂，服5日停1日。

【功效】补脾肾，温阳调经。

【适应证】**月经后期（阴虚血热型）**。症见：月经后期，量少色淡，舌淡，苔白，脉细弱。

【来源】门成福. 门成福妇科经验精选. 北京：军事医学科学出版社，2005：17

第三节 月经先后不定期

🪷 益肾调肝汤

柴胡 10g　当归 10g　白芍 15g　紫河车 10g　山茱萸 10g　香附 10g　益母草 15g

【用法】水煎服，每天 2 次，每日 1 剂。

【功效】疏肝补肾。

【适应证】**月经先后不定期（肝郁肾虚型）**。症见：经期先后不定，经量或多或少，经行不畅，经色黯淡，经前乳房胀痛，或小腹胀痛，连及腰骶，舌质正常，或偏淡，脉沉细或兼弦。

【来源】肖承棕，吴熙. 中医妇科名家经验心悟. 北京：人民卫生出版社，2009：467

🪷 疏肝调经方

柴胡 9g　香附 10g　郁金 10g　川楝子 10g　乌药 10g　青皮 6g　陈皮 6g　白芍 10g　当归 10g　川芎 6g　荔枝核 10g

【用法】水煎服，每天 2 次，每日 1 剂。

【功效】疏肝理气，养血调经。

【适应证】**月经先后不定期（肝郁型）**。症见：月经先后无定期，经量时多时少，经色紫黯有块，经前乳房胀痛，甚者两乳可触及肿块，胸闷胁痛，少腹胀滞或经行腹痛，烦躁抑郁，输卵管不通等。本方也可用于肝郁型痛经、不孕症。

【临证加减】若经前乳房胀痛者，加橘叶 10g、橘核 10g；乳房有块者，加路路通 15g、王不留行 10g；兼血虚者，加桑椹子 10g、枸杞子 10g、女贞子 10g；经行腹痛剧烈、月经有块者，加延胡索 10g、失笑散 10g、乳香 10g、没药 10g；若胞宫有寒者，加吴茱萸 5g、小茴香 5g；若输卵管不通者，加皂角刺 10g、穿山甲 10g。

【来源】施杞. 上海历代名医方技集成. 上海：学林出版社，1994：645

第四节 月经量多

治经多验方

茺蔚子 9g　延胡索 4.5g　茯神 9g　制香附 6g　赤芍 6g　苏梗 9g　杜仲 6g　全当归 4.5g　番泻叶 1.2g　川楝子炭 6g　川芎 4.5g　焦麦芽 15g

【用法】水煎服，每天 2 次，每日 1 剂。

【功效】活血调经，健脾和中，理气止痛。

【适应证】**月经量多（气虚血瘀型）**。症见：月经量多色淡，腹胀腰酸。

【临证加减】若正值经期量多者，加阿胶 10g、艾叶 8g、乌贼骨 15g；若经期过长、或日久不断者，加炒蒲黄 10g、益母草 10g。

【疗效】范少奶奶，经来色淡而多，腹胀腰酸，用上方 5 剂而愈。

【来源】施杞. 上海历代名医方技集成. 上海：学林出版社，1994：442

神笑散

熟地黄 20～30g　当归 12g　白芍 10g　蒲黄（包煎）10g　五灵脂 10g　炮姜 5g　肉桂 5g　赤芍 10g　甘草 5g

【用法】水煎服，每天 2 次，每日 1 剂。

【功效】行瘀补血，暖宫固经。

【适应证】**月经量多（宫寒血瘀型）**。症见：月经量多如崩，腹痛或有或无，面色㿠白，脉细弱，舌淡少苔或边有瘀斑瘀点。

【临证加减】若经量过多、气虚不固者，加黄芪 15g。

【疗效】陈某，20 岁，病起于经期与人赌饮大量冰水，导致月经过多逐渐加重一年余。就诊时经量过多持续一月，眩晕面白，脉细弱，以本方 2 剂，出血停止，再服 3 剂疗效巩固，随访年余无反复。

【来源】古容芳. 周炳文医疗经验集. 北京：新华出版社，1999：120

🪷 党参首乌汤

党参 15g 制首乌 15g 山药 15g 女贞子 10g 旱莲草 12g 续断 10g 仙鹤草 12g 蒲黄炭 10g 白及 10g 生甘草 6g

【用法】水煎服，每天 2 次，每日 1 剂。

【功效】益气养阴止血。

【适应证】**月经过多（气阴两虚型）**。症见：阴道流血量多或淋漓不断，腹无胀痛，头晕心悸，气短乏力，口干寐少，或手足心热，面色㿠白或有颧红，脉细弱，舌质淡红或有裂纹。

【临证加减】若出血过多，加阿胶 12g、三七末 3g；若兼肝火，加白头翁 10g、秦皮 6g。

【来源】江西省卫生厅. 杏林医选——江西名老中医经验选编. 南昌：江西科学技术出版社，1987：479

🪷 过多方

当归 10g 炒白芍 10g 丹皮 6g 泽兰 10g 益母草 10g 制香附 10g 荆芥炭 10g 吴茱萸 5g

【用法】水煎服，每天 2 次，每日 1 剂。

【功效】凉血祛瘀，止血调经。

【适应证】**月经过多（血瘀型）**。症见：月经周期不变，而经量超过正常，或行经时间延长，淋漓不净。

【临证加减】经期过长，出血太多属热者，加栀子炭 10g、生地黄 12；肝肾不足，气血亏虚者，加续断 10g、补骨脂 10g、女贞子 10g、熟地黄 12g；脾虚气衰，摄纳无权者，加党参 10g、炒白术 10g、茯苓 10g、山药 15g；瘀血阻络，血不归经者，加丹参 10g、赤芍 10g；寒滞经脉，小腹冷痛者，加艾叶 10g、炮姜 5g。

【来源】江西省卫生厅. 杏林医选——江西名老中医经验选编. 南昌：江西科学技术出版社，1987：498

第五节 月经量少

温补子宫方

鹿角胶（烊化）100g　熟地黄150g　当归150g　巴戟天150g
阿胶（烊化）100g　白芍80g　炮附子（先煎）20g　白术50g　紫河
车100g　川芎（炒）50g　党参50g　鸡血藤胶（烊化）100g

【用法】上述诸药将紫河车焙干，研细末备用；附子先煎45分钟，其余
药物以水1000ml，浸泡30分钟后，兑入先煎煮过的附子，大火煮开后，改小
火煎煮50分钟，取汁；再加水600ml，煎开40分钟后，去渣取药汁。两煎药
汁混合后，再置于旺火上煮开，改小火，加入鹿角胶、阿胶、鸡血藤胶，边
煮边搅拌，待胶类药物烊化后，加入蜜糖使药汁浓缩成膏状既成。每次服用
10g，早晚空腹各1次，温开水送服。

【功效】温经扶阳，调补子宫。

【适应证】**月经量少（精气亏虚型）**。症见：月经色淡，经量渐少，腰中
及小腹隐隐发痛，不耐久坐，得热稍止，带下清冷，倦怠少气，饮食减少，
消化障碍，或有肠鸣泄泻等。本方也可用于胞宫虚寒，久不受孕而无明显不
适，或少女月经初潮期，子宫发育不良，经行不利者，以及排卵障碍所导致
的月经失调，出血间期的调补方剂。

【来源】杨志一. 妇科经验良方. 北京：人民卫生出版社，2008：14

化脂调经方

全当归10g　川芎6g　苍术5g　香附10g　茯苓12g　胆南星6g
枳壳5g　白芥子3g　青皮5g　陈皮5g　生山楂15g

【用法】水煎服，每天2次，每日1剂。

【功效】理气消痰，化脂调经。

【适应证】**月经量少（痰湿阻滞型）**。症见：月经失调，或经量减少，甚
至闭经；体形逐渐肥胖，喉间多痰，肢体倦怠，带下黏稠，胸闷脘胀，或不

孕。苔多白腻，或薄腻，脉弦滑，或濡，或缓。

【临证加减】痰涎多而欲呕者，加姜半夏 10g；经前头晕如蒙，或语无伦次，或情绪异常者，加石菖蒲 10g、郁金 10g；大便不通者，枳壳易枳实，或加全瓜蒌 10g；经闭不行者，加牛膝 10g、泽兰 15g；痰湿壅滞、络道阻塞者，加皂角刺 15g、路路通 15g、穿山甲片 5g、王不留行子 10g。

【来源】黄素英，等. 中医临床家蔡小荪. 北京：中国医药科技出版社，2002：21

🪷 温肾涤痰汤

鹿角片 12g　淫羊藿 10g　仙茅 10g　巴戟天 12g　香附 10g　生山楂 12g　姜半夏 10g　茯苓 10g　泽泻 10g　泽兰 12g　苍术 10g

【用法】水煎服，每天 2 次，每日 1 剂。

【功效】温肾涤痰，化湿调冲。

【适应证】内分泌失调所致的月经稀少，闭经及无排卵型月经（阳虚痰湿型）。症见：月经后期，量少色不鲜，形体肥胖，胸闷肢倦懒言，晨起有痰，带多色黄。舌苔薄腻，脉象弦滑。

【临证加减】若痰稠咯不畅，加浮海石 10g、天竺黄 10g；白带量多者，加扁豆花 12g、白槿皮 12g、萆薢 10g、鸡冠花 15g；若水走皮间，肢体浮肿者，加椒目 10g、肉桂 3g。

【疗效】李某，18 岁。月经失调 3 年，有闭经史，来潮量少，诊时停经 3 月余，带下量少。给与本方治疗，二诊后，月经准期来潮 3 个月，经量正常，诸症改善。

【来源】章勤. 何少山医论医案经验集. 上海：上海科学技术出版社，2007：228，95

🪷 补肾活血方

熟地黄 24g　山药 30g　枸杞子 12g　山茱萸 12g　党参 30g　菟丝子 15g　杜仲 15g　当归 12g　川芎 12g　红花 12g　桃仁 12g

【用法】水煎服，每天 2 次，每日 1 剂。

【功效】补肾益精，活血调经。

【适应证】月经过少（肾虚夹瘀型）。

【临证加减】若肾阴虚，加生地黄 15g；肾阳虚者，加肉苁蓉 12g；肝郁气滞者，加香附 10g。

【疗效】以本方治疗月经过少 31 例，治愈 20 例（月经恢复正常，维持 3 个月以上）；好转 9 例（月经量明显增多，或经量恢复正常，但不能维持 3 个月以上）；未愈 2 例（月经量无改变）。总有效率 93.5%。

【来源】李蔚，吕美. 补肾活血方治疗月经过少 31 例. 山东中医杂志，2012，31（6）：416－417

第六节 月经不调方

❀ 补肾养血汤

当归 15g 阿胶 10g（另烊），续断 10g 紫河车 15g 杜仲 10g 益母草 10g

【用法】水煎服，每天 2 次，每日 1 剂。

【功效】补肾养血调经。

【适应证】**月经不调（肾虚血亏，冲任虚损型）**。症见：月经稀发，经色淡，血量少，无血块。本方也适用于子宫发育不良或不孕。

【临证加减】肾气虚明显者，加菟丝子 10g、何首乌 10g、补骨脂 10g、黄芪 20g。

【疗效】霍某，28 岁，婚后 3 年不孕。16 岁初潮，周期 4～6 个月，平时腰酸腿软，神疲乏力，医院检查，子宫小于正常，经以本方调治 3 月，尿妊娠试验：阳性。

【来源】张淑亭，等. 张淑亭延嗣医案. 石家庄：河北科学技术出版社，2003：107

❀ 养血调经汤

鸡血藤 20g 丹参 15g 当归 10g 川芎 6g 白芍 10g 熟地黄 15g 续断 10g 益母草 10g 炙甘草 6g

【用法】水煎服，每天 2 次，每日 1 剂。

【功效】补肝肾，养血调经。

【适应证】月经不调（肝肾不足型）。

【临证加减】若肾虚明显者，加杜仲10g、桑寄生10g；若阴虚内热者，去川芎、熟地黄，加生地黄12g、地骨皮10g、知母10g；若阴道出血量多者，去川芎，加仙鹤草10g、血余炭10g。

【来源】胡国华，罗颂平. 全国中医妇科流派研究. 北京：人民卫生出版社，2012：547

❀ 丹芩四物汤

牡丹皮12g　黄芩9g　炒当归10g　炒赤芍9g　生地黄12g　桑叶9g　桑白皮9g　白茅根12g　川牛膝9g　甘草5g

【用法】水煎服，每天2次，每日1剂。

【功效】清热凉血调经。

【适应证】月经不调（血热型）。

【来源】胡国华，罗颂平. 全国中医妇科流派研究. 北京：人民卫生出版社，2012：151

❀ 女宝调经丸

当归120g　乌药75g　丹参300g　香附120g　白芍56g　胡麻仁110g　陈皮45g　川芎30g　益母草150g

【用法】上药共研成细末，取大红枣20粒煎汤，取药汁浓缩，调入药末为丸，每次10g，每日2次。

【功效】养血活血调经。

【适应证】月经不调（气血不调型）。

【来源】胡国华，罗颂平. 全国中医妇科流派研究. 北京：人民卫生出版社，2012：278

❀ 宣郁通经汤

当归12g　白芍12g　川芎7g　丹参12g　柴胡10g　郁金12g　制香附15g　山药12g　甘草5g

【用法】水煎服，每天2次，每日1剂。

【功效】疏肝解郁，养血调经。

【适应证】**月经不调（肝郁型）**。本方也可以用于治疗肝郁气滞型月经不调或不孕症。症见：经前两乳胀痛，善怒失眠，舌质淡，苔薄白，脉弦细。

【来源】胡国华，罗颂平. 全国中医妇科流派研究. 北京：人民卫生出版社，2012：161

🪷 补肾协调方

淫羊藿 12g　巴戟天 10g　山茱萸 8g　黄柏 10g　当归 10g　龙骨 30g　制香附 15g

【用法】水煎服，每天 2 次，每日 1 剂。

【功效】温肾助阳。

【适应证】**月经不调（肾阳虚型）**。

【来源】胡国华，罗颂平. 全国中医妇科流派研究. 北京：人民卫生出版社，2012：161

🪷 王渭川 I 号调经丸

党参 15g　白术 12g　香附 12g　当归 9g　桑寄生 15g　巴戟天 6g　菟丝子 15g　乌药 6g　川芎 6g　益母草 24g　艾叶 9g　小茴香 3g　河车粉 12g

【用法】上药共研细末，炼蜜为丸。此为一周量。或水煎服，每天 2 次，每日 1 剂。

【功效】益气补肾调经。

【适应证】**月经不调（肾气虚型）**。

【来源】王谓川. 王谓川临床经验选. 西安：陕西人民出版社，1979：82

🪷 王渭川 II 号调经丸

党参 9g　白芍 9g　白术 15g　茯苓 12g　当归 9g　姜黄 9g　桃仁 9g　香附 12g　泽兰 15g　益母草 12g　柴胡 6g

【用法】上药共研细末，炼蜜为丸。此为 1 周量。或制成煎剂，水煎服，每天 2 次，每日 1 剂。

【功效】疏肝理气调经。

【适应证】月经不调（肝气郁型）。

【来源】王谓川. 王谓川临床经验选. 西安：陕西人民出版社，1979：83

🪷 茜草三物汤

茜草根 15g　当归 9g　白芍 12g　川芎 4g　桑寄生 15g　何首乌 10g　香附 6g　青皮 6g　山楂 12g　柴胡 4g　牛膝 15g　甘草 4g

【用法】水煎服，每天 2 次，每日 1 剂。

【功效】养血调经，疏肝解郁，益肝肾。

【适应证】月经不调（经血不调型）。本方可以用于月经不调，提前或错后，经期腹痛、腹胀、腰痛、乳胀，或女子心烦失眠、潮热、盗汗，或痛经、不孕等症。

【临证加减】虚寒性腹痛者，加肉桂 2g、炮姜 5g 或干姜 5g（为温茜草三物汤）；若血热性腹痛者，加丹皮 10g、栀子 6g（为凉茜草三物汤）；腹痛剧烈者，加川楝子 10g、延胡索 10g、五灵脂 10g、蒲黄 10g；腰痛剧者，加杜仲 10g、续断 10g；血瘀（有息肉、囊肿）者，可以合用桂枝茯苓丸、大黄䗪虫丸等。

【疗效】钟某，28 岁，人工流产后月经紊乱，经行腹痛以本方治疗 7 剂后，再次行经已无腹痛，再服 7 剂，月经周期正常，取效迅速。

赵某，27 岁，人流后 3 年，继发不孕，以本方加减调治，配合补肝肾的中成药，2 月余，自然受孕，胎儿发育正常。

【来源】戴裕光. 戴裕光医案医话集. 北京：学苑出版社，2006：273，192，201

🪷 加味八珍益母丸

当归 20g　川芎 20g　白芍 30g　生地黄 30g　党参 30g　白术 15g　茯神 20g　丹参 15g　桂枝 10g　炙甘草 10g　香附 20g　鲜益母草 100g

【用法】香附（半用酒炒，半用童便炒），与其他药物共研细末。益母草，洗净切碎，清水熬取浓汁，去渣，收膏，和药末成丸（也可炼蜜为丸），每服 15～20g，每天 2 次。

【功效】调补气血，去瘀生新，调经。

【适应证】**月经不调（气血不调型）**。

【临证加减】如经闭数月未潮者，用泽兰 15g、川牛膝 10g 煎汤送丸；如有一月再潮，或月经淋漓不净者，用茜草炭 10g、黄芩 10g 煎汤送丸；如血色紫黑，有瘀块者，用玄参 10g、茜草 10g 煎汤送丸；如腹部有包快者，用红花 10g、桃仁 10g 煎汤送丸；如有腹部鼓胀者，用乌药 10g、郁金 10g 煎汤送丸。

【来源】洪广祥，匡奕璜. 豫章医萃—名老中医临床经验精选. 上海：上海中医药大学出版社，1997：25

🌸 加味四草汤

马鞭草 15~30g　鹿衔草 30g　茜草 15g　益母草 15g　大蓟 12g
小蓟 12g　炒五灵脂 10g　炒蒲黄 6~9g　续断 10g

【用法】水煎服，每天 2 次，每日 1 剂。出血期间服用。

【功效】清热利湿，化瘀止血。

【适应证】**月经不调（血热夹瘀型）**。症见：月经过多、经期延长、崩漏等病证。也可应用于产后恶露不绝、盆腔炎之出血病证。

【临证加减】产后恶露不绝者，加女贞子 10g、旱莲草 10g，生地黄 10g；盆腔炎，加炒当归 10g、白芍 10g、赤芍 10g、败酱草 15~30g、延胡索 12g、薏苡仁 30g；如出血过多者，加三七粉 1.5g 吞服，血竭粉 1.5g 吞服；如出血量少，淋漓不畅者，加当归 10g、赤芍 10g、泽兰叶 12g。

【来源】夏桂成. 妇科方药临证心得十五讲. 北京：人民卫生出版社，2006：115

🌸 求嗣方

当归 10g　川芎 10g　香附 10g　泽兰 15g　红花 10g　丹参 10g
牛膝 10g　艾叶 5g　续断 10g　益母草 10g　月季花 15g　赤沙糖 10g

【用法】水煎服，每天 2 次，每日 1 剂。

【功效】调畅气机，去瘀生新。

【适应证】**月经不调（气血郁滞型）**。本方也可以用于不明原因的不孕症。

【临证加减】月经先期，加赤芍 10g、丹皮 10g；月经后期，加鹿角霜

10g、巴戟天 10g；经行腹痛，加延胡索 10g、木香 6g；腰酸，加秦艽 10g、杜仲 10g。

【来源】肖承棕，吴熙. 中医妇科名家经验心悟. 北京：人民卫生出版社，2009：434

回天大补膏

党参 10g　茯苓 10g　当归 10g　白芍 10g　川芎 10g　生地黄 12g　熟地黄 12g　阿胶 10g　知母 10g　红花 10g　山药 15g　玄参 10g　丹皮 10g　龟板胶 10g（另烊）　牛（或羊）乳 20ml　柿霜 10g　梨汁 20ml　天冬 10g　银柴胡 10g　鳖甲胶 10g（另烊）　制香附 10g

【用法】水煎服，每天 2 次，每日 1 剂。

【功效】滋阴润燥，填补冲任。

【适应证】月经不调（精血亏虚型）。症见：月经不调，肌肉瘦削，皮肤干枯，爪甲泛青，口干舌燥，手心灼热，脉沉细。

【来源】肖承棕，吴熙. 中医妇科名家经验心悟. 北京：人民卫生出版社，2009：434

调理冲任方

当归 10g　川芎 10g　丹参 10g　香附 10g　乌药 10g　怀牛膝 10g　藏红花 1g　益母草 15g　艾叶 5g　泽兰 15g　鸡血藤 15g　月季花 6g

【用法】水煎服，每天 2 次，每日 1 剂。于月经来潮第 1 天开始服药，连服 3 天。每天再配红月季花 20g、赤沙糖一勺，煎成一碗，冷却后加黄酒一匙冲服，空腹服，服后出现肠鸣、泄泻等经脉之气通畅的佳兆。

【功效】温经理气，活血调经。

【适应证】月经不调（气血不调型）。本方也可用于治疗盆腔炎、输卵管堵塞导致的不孕症。

【来源】肖承棕，吴熙. 中医妇科名家经验心悟. 北京：人民卫生出版社，2009：436

温肾养血方

当归 12g　熟地黄 12g　白芍 16g　太子参 10g　巴戟天 10g　菟丝

子 10g　枸杞子 10g　淫羊藿 12g　山茱萸 12g　覆盆子 12g　制首乌 12g　山药 15g　紫河车粉 3g

【用法】水煎服，每天 2 次，每日 1 剂。

【功效】补肾养血。

【适应证】**月经失调（精血亏虚型）**症见：月经失调，月经先后不准，血量乍多乍少，不孕，证属幼稚子宫及卵巢功能低下者。

【临证加减】气虚者，太子参易党参 12g，加黄芪 15g；血虚者，加阿胶 15g；阳虚者，加熟附子 9g、肉桂 1.5g、补骨脂 10g、仙茅 10g；阴虚内热者，加龟板 15g、生地黄 15g、丹皮 10g、女贞子 10g；月经量少者，加益母草 12g、鸡血藤 10g、川芎 10g；月经量多者，加茜草灰 6g、乌贼骨 15g、侧柏叶 10g；白带如水者，加芡实 15g、乌贼骨 15g。

【来源】胡国华，罗松平. 全国中医妇科流派研究. 北京：人民卫生出版社，2012：74

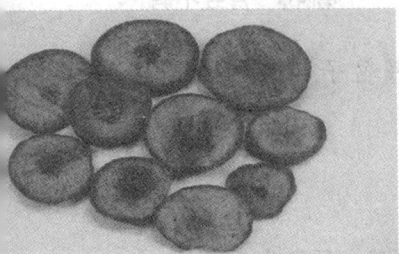

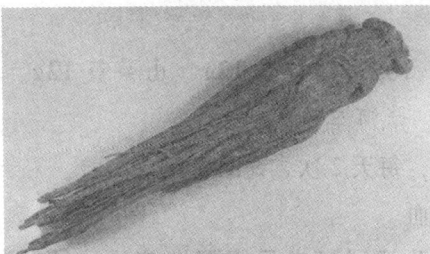

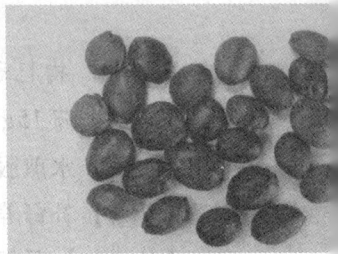

第五章
闭经

闭经是指女子年逾 16 周岁月经尚未来潮，或月经周期建立后又中断 6 个月以上，或月经停闭超过既往月经 3 个周期以上。前者为原发性闭经，后者为继发性闭经。

闭经不是一个独立的疾病，往往是某些疾病的症状。闭经病因复杂，子宫、输卵管、卵巢、垂体、下丘脑等多因素的病变都可以导致闭经。

中医学认为闭经形成的原因归纳起来不外虚实两端。虚者，多因肾气不足，冲任虚损；或肝肾亏损，精血不足；或脾胃虚弱，气血乏源；或阴亏血燥等，导致精亏血少，冲任血海空虚，以致闭经；实者，多为气血阻滞，或痰湿壅滞，血海阻隔，血不得下，以致闭经。闭经的治疗应虚者补而通之，实者泻而通之，虚实夹杂者当补中有通，攻中有补，辨证与辨病相结合，方能取得好的疗效。

🪷 促经汤

何首乌 12g　当归 10g　淫羊藿 20g　菟丝子 15g　杜仲 10g　枸杞子 15g　酸枣仁 10g　柏子仁 6g　川牛膝 8g　红花 10g　益母草 20g　桃仁 10g　肉桂 6g　紫河车 10g

【用法】水煎服，每天 2 次，每日 1 剂。

【功效】益肾活血。

【适应证】**人工流产后闭经（肾虚血瘀型）**。症见：吸刮宫术后闭经，腹痛，伴周期性下腹坠痛，肛门坠痛。

【疗效】以本方治疗人工流产后闭经 24 例，经服用本方，一般 17 天～2个月，月经恢复正常，疗效肯定。

【来源】刘汉玉，康珊萍，刘瑶. 促经汤治疗人工流产后闭经 24 例. 光明中医，2012，27（5）：898－899

🪷 育宫片

党参 9g　当归 12g　白芍 9g　川芎 6g　熟地黄 15g　白术 9g　茯苓 9g　炙甘草 6g　杜仲 12g　菟丝子 15g

【用法】水煎服，每天 2 次，每日 1 剂。

【功效】温润添精，益气养血。

【适应证】**闭经（肾虚型）**。症见：月经量少，经色、周期尚可；月经后期，甚或经闭不行；白带量减少，性欲减退，体质较弱，舌淡，苔薄白，脉细弱。本方也可用于治疗子宫发育不良所至的不孕症。

【临证加减】如肾阳虚明显，性欲减退者，可以选加鹿角霜 15g、淫羊藿 10g、肉苁蓉 12g、仙茅 10g；如寒象较重者，加吴茱萸 6g、桂枝 5g、艾叶 9g。

【疗效】以本方治疗子宫发育不良的不孕症百余例，以完整资料的 55 例分析，受孕率 47.3%。

【来源】梅乾茵. 黄绳武妇科经验集. 北京：人民卫生出版社，2004：54

🌸 桂仙汤

淫羊藿 15g　仙茅 9g　肉桂末 1.5g　肉苁蓉 9g　巴戟天 9g　紫石英 15g

【用法】头煎加水约 500ml，先泡 20 分钟，武火煮沸后，改小火再煮沸 30 分钟，取液约 200ml；二煎，加水约 400ml，武火煮沸后，改小火再煮沸 30 分钟，取液约 200ml；两煎药汁混合后，调入肉桂末，分成 2 份。口服（温服），每天 2 次，每日 1 剂。

【功效】温阳暖宫，填精益肾。

【适应证】闭经（肾虚，冲任不足型）。症见：面色苍白或晦暗，形寒怯冷，腰脊酸楚，眩晕耳鸣，舌质淡白，脉象沉细或细弱。本方也可用于肾阳不足，子宫虚寒型不孕。多因先天肾气不足，幼年多病，或房劳过度，或多产伤肾。

【临证加减】若肝郁气滞者，加香附 10g、小茴香 5g、延胡索 10g、木香 6g；若血虚者，加当归 10g、丹参 10g；若肾虚腰痛者，加狗脊 10g、续断 10g、菟丝子 10g。

【疗效】于某，38 岁，停经一年半，眩晕腰酸，四肢不温，脉细弱，舌质淡，诊为冲任不足型闭经，以本方加减合河车大造丸，服用 15 剂，月经来潮。

【来源】裘笑梅. 裘笑梅妇科临床经验选. 杭州：浙江科学技术出版社，1982：188，55

🌸 养血补肾助阳饮

当归 12g　丹参 15g　白芍 9g　熟地黄 30g　菟丝子 9g　肉苁蓉 9g　巴戟天 9g　淫羊藿 12g　仙茅 9g　鹿角胶 6g　阿胶 12g　紫河车粉 3g

【用法】头煎加水约 500ml，先泡 20 分钟，武火煮沸后，改小火再煮沸 30 分钟，取液约 200ml；二煎，加水约 400ml，武火煮沸后，改小火再煮沸 30 分钟，取液约 200ml；两煎药汁混合后，鹿角胶、阿胶另烊，兑入药汁，分成 2 份。加温后送服紫河车粉，每天 2 次，每日 1 剂。

【功效】补督脉，壮元阳，养阴血，生精髓。

【适应证】闭经（肾阳不足，髓海空虚型）。本方也可用于产后失血过多，引起闭经（席汉综合征），以及不孕症周期疗法用于经前期（黄体退化期），促使自然行经。

【临证加减】若气虚者，加党参 9g、黄芪 9g；若紫河车粉缺药者，可以肉桂末 3g 代之。

【疗效】黄某，28 岁，因产后大出血休克，继发闭经 5 年，西医诊断"席汉综合征"，以本方治疗 3 月余，月经来潮。

【来源】裘笑梅. 裘笑梅妇科临床经验选. 杭州：浙江科学技术出版社，1982：188，112

益五合方

当归 10g　川芎 10g　熟地黄 12g　白芍 10g　丹参 20g　白术 9g
茺蔚子 12g　香附 10g　益母草 15g　覆盆子 10g　菟丝子 20g　枸杞子 20g　车前子 10g　五味子 9g

【用法】水煎服，每天 2 次，每日 1 剂。

【功效】养血填精，调经种子。

【适应证】闭经（精虚血少型）。症见：月经后期、或月经量少甚至闭经、或婚久不孕，或经期腰酸痛，舌质淡红，舌苔薄，脉沉弱。

【临证加减】腰酸怕冷者，加仙茅 9g、淫羊藿 15g；纳差气短，大便不爽者，加党参 15g、黄芪 15g；经前乳胀者，加柴胡 9g、郁金 9g；肾阳不足者，选加仙茅 9g、淫羊藿 9g、附子 9g（先煎）、肉桂 6g、巴戟天 15g；子宫发育不良者，加紫石英 30g、紫河车 10g（吞服）；兼肾阴虚者，加二至丸 10g；脾气虚明显者，加党参 15g，或红参 6g、黄芪 30g；夹热者，加生地黄 9g、丹皮 9g；血瘀较甚者，酌加桃仁 9g、红花 9g、牛膝 9g；兼肝郁气滞者，加柴胡 9g。

【疗效】杨某，43 岁，患者因服雷公藤片，月经 6 月未潮，证属肝肾不足，用益五合方加减 12 剂，月经来潮，量较少。继用十全大补汤加味，药后，经量未见明显增多，改用益母合方 10 剂。月经来潮，量中等，守方 5 剂。后告知月经如期来潮，色量复常。

【来源】刘云鹏，等. 中医临床家刘云鹏. 北京：中国医药科技出版社，2001：33

🪷 瓜石汤

瓜蒌 15g　石斛 12g　玄参 10g　麦冬 10g　生地黄 12g　瞿麦 12g　车前子 10g　益母草 12g　黄连 6g　牛膝 12g

【用法】水煎服，每天 2 次，每日 1 剂。

【功效】滋阴清热，宽胸和胃，活血通经。

【适应证】**闭经（阴虚胃热型）**。症见：月经稀发、后错或经闭，伴口干、舌燥，心胸烦闷，急躁多梦，甚者胸中发热，五心烦热，脉弦滑沉取无力或滑数。

【疗效】侯某，29 岁，闭年半年余，近 2 年来月经稀发，做人工周期月经方行，血量少。妇科检查：子宫发育小，子宫内膜病理检查呈增殖期变化，激素水平轻度低落。服药 10 剂，月经来潮，量少；经后继服 10 余剂后，行经 6 天，有紫血块，量中等；如此，调治 4 个多月，月经基本 40 多天来潮 1 次，量渐增多。

【来源】北京中医医院，北京市中医学校. 刘奉五妇科经验. 北京：人民卫生出版社，2006：291，126

🪷 四二五合方

当归 10g　白芍 10g　川芎 5g　熟地黄 12g　覆盆子 10g　菟丝子 10g　五味子 10g　车前子 10g　牛膝 12g　枸杞子 15g　仙茅 10g　淫羊藿 12g

【用法】水煎服，每天 2 次，每日 1 剂。

【功效】养血益阴，补肾生精。

【适应证】**闭经（血虚肾亏型）**。症见：精神疲惫，腋毛及阴毛脱落，生殖器官萎缩，闭经，性欲减退，阴道分泌物减少及乳房萎缩等症状；本方可以用于席汉综合征。

【临证加减】气虚者，加党参 10g、黄芪 10g。

【疗效】刘某，34 岁，闭经 7 年。产后，哺乳 1 年余，曾行经 5 个月，之后闭经需做人工周期才能行经，妇检：子宫较小，以四二五合方加减服药 1 个多月，上述症状减轻。之后以本方及四物汤等加减调治 1 年，月经正常来潮，妇科检查：子宫恢复正常大小。

据临床报道，四二五合方治疗流产后继发性闭经 43 例，治愈 31 例（月经来潮，连续 3 次以上正常行经，或妊娠者），好转 7 例（月经恢复来潮，但月经周期未正常），无效 5 例（月经仍未来潮），总有效率为 96.8%。

【来源】北京中医医院，北京市中医学校.刘奉五妇科经验.北京：人民卫生出版社，2006：292，134

张焱，袁洪波.四二五合方治疗流产后继发性闭经的临床观察.北京中医药，2008，(10)：804-805

王氏养经汤

熟地黄 30g　白术 30g　当归 15g　山药 15g　白芍 10g　炒枣仁 10g　麦冬 10g　香附 3g　杜仲 3g　紫河车 12g　巴戟天 10g　黄精 15g　党参 6g　丹皮 6g　甘草 3g

【用法】水煎服，每天 2 次，每日 1 剂。

【功效】健脾益肾。

【适应证】闭经（脾肾两虚型）。症见：平素月经量少，色淡，腰酸乏力，B 超：子宫偏小、子宫内膜较薄。

【来源】胡国华，罗颂平.全国中医妇科流派研究.北京：人民卫生出版社，2012：206

桑蟅四物汤

当归 9g　丹参 9g　赤芍 9g　生地黄 9g　川芎 6g　蟅虫 9g　炒蒲黄 9g　桑寄生 15g　菟丝子 15g　川楝子 9g　艾叶 9g　鸡内金 9g　三七粉 3g（冲服）

【用法】水煎服，每天 2 次，每日 1 剂。

【功效】活血化瘀通经。

【适应证】闭经（气血凝结，冲任瘀阻型）。症见：崩下量多色红渐致闭经，子宫下垂，膀胱壁膨出。

【来源】王谓川.王谓川临床经验选.西安：陕西人民出版社，1979：82

加味益母汤

当归 6g　茺蔚子 9g　赤芍 4.5g　川芎 2.4g　丹参 6g　青皮 3g

陈皮 3g　泽兰 4.5g　杜仲 6g　月月红 5g　红花 3g　制香附 3g　怀牛膝 6g

【用法】水煎服，每天 2 次，每日 1 剂。

【功效】理气活血，祛瘀通经。

【适应证】**闭经（肝郁型）**。症见：闭经或月经量少，胸腹胀或痛。

【临证加减】若四肢不温、小腹冷痛、苔白者，加吴茱萸 5g、桂枝 6g；若腹痛灼热，带下色黄，苔黄者，加黄柏 10g、丹皮 10g。

【疗效】陈夫人，月经 3 月未行，腹痛腰酸。用本方 7 剂而愈。

【来源】施杞. 上海历代名医方技集成. 上海：学林出版社，1994：441

🪷 刘氏香草汤

鸡血藤 8g　益母草 15g　泽兰 9g　当归 9g　香附 12g　川芎 9g
柏子仁 15g　红糖 30g

【用法】水煎服，每天 2 次，每日 1 剂。

【功效】清热解毒利湿，理气活血调经。

【适应证】**闭经或经期发热（热毒蕴结胞脉型）**。症见：月经停闭或经行腹痛，经量少，伴经期发热，舌暗红，苔黄腻，脉弦细。

【临证加减】瘀血较甚，腹痛拒按者，可选加桃仁 9g、红花 9g、蒲黄 9g；腰痛者，加牛膝 9g、续断 12g；肝郁气滞胁痛，乳胀痛者，加柴胡 9g、白芍 12g、郁金 12g；有热者，加黄芩 9g、黄连 9g；热毒者，加金银花 30g、连翘 30g、土茯苓 30g；挟湿者加滑石 30g、蔻仁 9g、通草 9g；纳少腹胀者，加山楂 15g、枳实 9g。

【疗效】郭某，38 岁，月经停闭 15 个月，周身灼热，日晒后身如针刺，烦躁，小腹胀满疼痛，胸闷气短，四肢无力，食欲不振，两乳胀痛，小便短黄，患者有长期食用粗制棉油史。舌暗红，苔灰黄腻，脉弦细。诊断：棉酚中毒致烧热、闭经。以刘氏香草汤加减 5 剂月经来潮，量多色红，小腹略痛，日晒后仍烧热，守方 5 剂后月经再潮，诸症均减，又守方 5 剂，此后经行复常，热亦除。

【来源】刘云鹏，等. 中医临床家刘云鹏. 北京：中国医药科技出版社，2001：51

戴氏柴胡龙牡汤

柴胡 12g　黄芩 12g　党参 15g　半夏 12g　白芍 15g　川芎 10g
龙骨 30g　牡蛎 30g　炙甘草 9g　干姜 9g　大枣 15g

【用法】水煎服，每天 2 次，每日 1 剂。

【功效】升清降浊，疏通经络。

【适应证】闭经（脏腑郁滞，升降失常型）。症见：月经停止，大便秘结，4~5 日一行，舌胖，质淡，苔白，脉沉。

【临证加减】痰多舌苔厚腻者，可以合用二陈汤；若舌厚腻，纳食减少者，可以合用平胃散；胃气上逆，恶心欲呕，大便不畅，不寐者，可以合用温胆汤。

【疗效】粟某，53 岁，失眠 2 年，精神抑郁，西医诊断：抑郁症，中医诊断：脏躁（肝气郁结证），使用本方治疗一月余，焦虑明显缓解。

【来源】戴裕光. 戴裕光医案医话集. 北京：学苑出版社，2006：275，100

鹿角霜饮

鹿角霜 15g　黄芪 30g　白术 15g　当归 10g　川芎 10g　半夏 10g
昆布 15g　枳壳 15g　益母草 15g

【用法】水煎服，每天 2 次，每日 1 剂。

【功效】温肾补脾，祛痰利湿，行气通经。

【适应证】闭经（痰湿阻滞型）。症见：月经闭止后，形体日渐肥胖，腰酸乏力，水肿纳呆，带下多，色白质稀，舌质正常或淡，苔白腻，脉沉细。

【来源】肖承棕，吴熙. 中医妇科名家经验心悟. 北京：人民卫生出版社，2009：468

育肾通络方

茯苓 12g　生地黄 10g　路路通 10g　公丁香 2.5g　紫石英 12g
淫羊藿 12g　黄精 12g　淮牛膝 10g　麦冬 10g　石楠叶 10g　降香 3g

【用法】水煎服，每天 2 次，每日 1 剂。基础体温单相或双向不典型者，在月经干净后开始服用。

【功效】育肾填精，助阳通络。

【适应证】**月经失调甚则闭经（肾虚络阻型）**。症见：月经周期紊乱，甚则闭经，舌质微红，苔薄，脉细。

【临证加减】络道阻塞者，加当归 12g、川芎 10g、皂角刺 10g、穿山甲片 5g；形体肥胖，脂膜壅滞者，加白芥子 3g、制胆星 6g、枳壳 5g；疲惫乏力，气虚者，加党参 12g、黄芪 10g；寒滞者，加桂枝 8g。

【来源】黄素英，等. 中医临床家蔡小荪. 北京：中国医药科技出版社，2002：22

🌸 活血通脉汤

鸡血藤 20g 桃仁 10g 红花 6g 赤芍 10g 当归 10g 川芎 6g 丹参 15g 皂角刺 10g 路路通 10g 香附 6g 穿破石 20g 甘草 6g

【用法】水煎服，每天 2 次，每日 1 剂。

【功效】养血活络，通脉破瘀。

【适应证】**闭经（血瘀型）**。本方也可用于治疗瘀血内停所致月经不调、痛经。

【临证加减】输卵管不通、盆腔炎、附件炎而带下量多，色黄稠者，加马鞭草 15g、土茯苓 15g；盆腔炎、附件炎致小腹疼痛者，加蒲黄 6g、五灵脂 6g；盆腔炎下腹有包块者，加忍冬藤 15g，莪术 10g；若经前性急易怒，情绪波动较大者，加柴胡 6g，白芍 10g；若肾虚腰痛者，加菟丝子 10g、续断 10g；胃脘不适者，去皂角刺，加白术 10g。

【来源】胡国华，罗颂平. 全国中医妇科流派研究. 北京：人民卫生出版社，2012：548

🌸 补肾消瘤方

熟地黄 15g 山药 12g 山茱萸 10g 茯苓 12g 当归 10g 山慈姑 12g 党参 12g 枸杞 10g 丹参 12g 白英 15g 全蝎 6g 半枝莲 12g 血竭 6g 琥珀末 3g 蒲公英 10g 乳香 10g 没药 10g

【用法】水煎服，每天 2 次，每日 1 剂；生麦芽 100g 煎水服，每日 1 剂，连服 3 个月。

【功效】健脾补肾，化瘀消瘤。

【适应证】溢乳闭经综合征（脾虚肾亏型）。

【疗效】罗某，35 岁，产后继发闭经 3 年，双乳分泌奶汁，用黄体酮及溴隐亭后曾行经 2 次，停药后又复闭经、溢乳。X 线诊断：垂体增大，前后径约 20mm，深径约 18mm，鞍背抬高，诊为垂体瘤。血清泌乳素高于 1200mIU/L。临床诊断：溢乳闭经综合征、垂体瘤。用补肾消瘤方加减及生麦芽等，煎服 3 个月，左乳停止溢乳，右乳泌乳明显减少，月经恢复 3 次，血清泌乳素 500mIU/L，垂体肿瘤略见缩小。

【来源】洪广祥，匡奕璜. 豫章医萃——名老中医临床经验精选. 上海：上海中医药大学出版社，1997：426

🪷 滋肾活血方

熟地黄 15g 黄精 12g 枸杞子 12g 山茱萸 12g 当归 15g 白芍 12g 川芎 9g 丹参 12g 桃仁 9g

【用法】中药每日 1 剂，分 2 次水煎服，每次 250ml，服药时间为 3 个月经周期。治疗期间，若超过 40 天未排卵，提示本周期治疗失败，则予达芙通 10mg，口服，每天 2 次，服用 10 天后停药，撤退性出血，待月经干净后进入下一个治疗周期。

【功效】滋肾活血，提高卵巢储备功能。

【适应证】闭经（肾虚血瘀型）。症见：卵巢储备功能下降，在正常的青春期性发育后出现月经紊乱，或闭经，或不孕；同时可伴有烘热、潮红等症状。实验室检查：月经周期第 3 天，血清卵泡刺激素 10～40IU/L，黄体生成素 >3.6，雌二醇≥80pg/ml。

【疗效】以本方治疗卵巢储备功能下降 50 例，痊愈 19 例（治疗后各症状完全消失，月经恢复正常周期，卵泡刺激素 <8IU/L，或不孕患者妊娠），有效 25 例（治疗后各症状较前减轻，月经周期接近正常，卵泡刺激素较前明显下降），无效 6 例（连续治疗 3 个月，月经未行，各症状、内分泌未恢复正常），总有效率 88.0%。

【来源】李估，郑锦，陈应超，等. 滋肾活血法治疗卵巢储备功能下降 50 例临床观察. 中国中西医结合杂志，2011，(10)：1429-1430

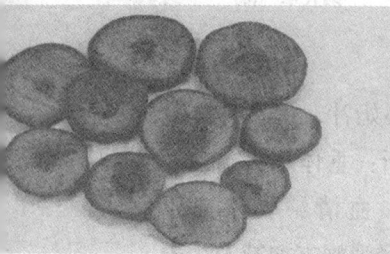

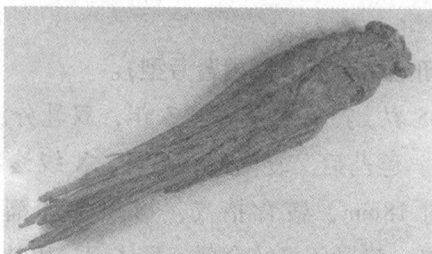

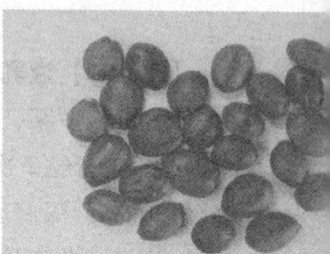

第六章

多囊卵巢综合征

多囊卵巢综合征是一种发病多因性、临床表现多态性的内分泌综合征。以月经紊乱、不孕、多毛、肥胖、痤疮、双侧卵巢持续增大、以及雄性激素过多、持续无排卵为临床特征。多囊卵巢综合征病发于青春期，近来发病率有逐年上升趋势。多囊卵巢综合征的诊断要点：①多毛及（或）高雄性激素血症；②稀发排卵或无排卵，基础体温单相；③黄体生成素/卵泡刺激素大于2~3。

多囊卵巢综合征中医学无此病名，根据其临床表现特征与"月经不调"、"闭经"、"不孕症"等有相似之处。中医学抓住月经的期、量、色、质和全身症状加以辨证，治疗分别青春期和育龄期。青春期重在调经，以调畅月经为先，恢复周期为本；育龄期患者，调经意在种子，可以参照不孕症方法治疗。

滋癸汤

　　山茱萸15g　女贞子12g　旱莲草9g　菟丝子12g　熟地黄12g
白芍12g　紫石英30g　淫羊藿9g

【用法】按上述组方剂量采用颗粒剂，包装成2袋，开水冲服，每天2袋，早晚各1袋。3个月为1个疗程。

【功效】滋补肝肾。

【适应证】**多囊卵巢综合征（肝肾阴虚型）**。症见：月经周期延后，经量少或闭经，或周期紊乱，婚后1年不孕；面部痤疮，或肥胖多毛；手足心热、面色潮红；腰膝酸软、头晕耳鸣；口干便结；舌红苔少，脉细数。

【临证加减】排卵期选加丹参15g、鳖甲15g、路路通10g；月经期去女贞子、旱莲草、白芍，加川芎9g、当归6g、赤芍15g、丹参15g。

【疗效】以本方治疗多囊卵巢综合征33例，月经周期正常率45.45%，基础体温双相率为45.45%。

【来源】李小平，等. 滋癸汤加减治疗肝肾阴虚型多囊卵巢综合征疗效观察. 中国中西医结合杂志，2011，(8)：1070-1073

益经滋癸饮

　　杜仲15g　菟丝子12g　柴胡3g　白芍15g　山药15g　党参20g
白术15g　北沙参15g　生枣仁15g　生黄芪30g　丹参12g　牛膝10g
甘草10g

【用法】水煎服，每天2次，每日1剂。

【功效】滋阴补肾，调肝。

【适应证】**多囊卵巢综合征（肾虚肝郁证）**。

【疗效】治疗组30例患者，痊愈22例（治疗后月经恢复正常周期，中医证候疗效指数≥90%，基础体温连续3个月双相或妊娠），显效4例（治疗后月经接近正常周期，90%＞中医证候疗效指数≥66.67%，内分泌指标有改善），有效 2 例（治疗后月经 3 个月内来潮 1 次，66.67% > 中医证候疗效指数≥33.33%），无效 2 例（治疗后月经未见改善，中医证候疗效指数 < 33.33%，内分泌指标无改善），总有效率 93.33%，妊娠率 60.00%。

【来源】汤彩云，李云波，吴彦辉，等. 补肾宣郁法治疗多囊卵巢综合征疗效评价. 北京中医药，2012，(7)：521 - 523

益肾健脾养血通利方

菟丝子 12g　车前子 10g　淫羊藿 10g　杜仲 10g　当归 10g　桃仁 10g　薏苡仁 15g　川芎 3g

【用法】水煎服，每天 2 次，每日 1 剂。连续用药 6 个月为 1 个疗程，确定排卵或妊娠后立即停药。

【功效】益肾健脾养血通利。

【适应证】多囊卵巢综合征（脾肾阳虚证）。症见：闭经或婚久不孕，腰酸腿软，性欲淡漠，面浮乏力，舌体胖，舌质淡，苔白，脉沉细滑。

【疗效】本方治疗多囊卵巢综合征 76 例，治愈 39 例（妊娠或月经恢复规律、基础体温双相、血清激素水平检查恢复正常，以上各项需具备 1 项），有效 29 例（月经状况改善，每年行经次数 >6 次，临床症状改善，血清激素水平检查较治疗前改善），无效 8 例（症状、体征及生化指标改善不明显），总有效率 89.5%。

【来源】华苓，吴育宁，张巨明，等. 益肾健脾养血通利法治疗多囊卵巢综合征的临床观察. 中国中西医结合杂志，2003，(11)：819 - 822

补肾调冲助孕汤

菟丝子 30g　女贞子 30g　枸杞子 30g　紫石英 30g　熟地黄 30g　丹参 20g　白芍 20g　当归 15g　山茱萸 15g　淫羊藿 15g　苍术 15g　柴胡 10g　香附 10g　郁金 10g

【用法】从月经周期或撤药性出血（闭经患者应用孕激素黄体酮促使月经来潮）第 5 天开始服药，日 1 剂，水煎 2 次，早晚分服，20 天为 1 个疗程，可连续服用 1 ~ 3 个月经周期。

【功效】补肾温阳，健脾利湿，疏肝解郁。

【适应证】多囊卵巢综合征（脾肾不足，痰湿内蕴，气滞血瘀型）。

【疗效】以本方治疗多囊卵巢综合征 46 例，痊愈 27 例（月经周期、经量、经期均恢复正常，并维持 3 个月以上正常行经；性激素水平恢复正常；基础体温呈双相，B 超监测提示：卵巢发育良好，并有排卵或受孕），占 58.7%；好转 12 例（虽无排卵，月经周期、经量、经期基本正常，但未能维持 3 个月以上，促黄体生成素/促卵泡生成素＜1.5），占 26.1%；无效 7 例（月经周期、经量、经期未恢复正常，激素测定及 B 超检查等无改善），占 15.2%；总有效率占 84.8%。

【来源】陈益昀，吕宁，孙艳峰，等. 自拟补肾调冲助孕汤治疗多囊卵巢综合征 46 例. 广西中医药，2010，33（2）：47－48

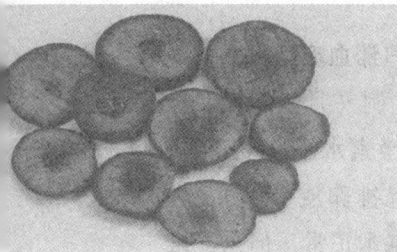

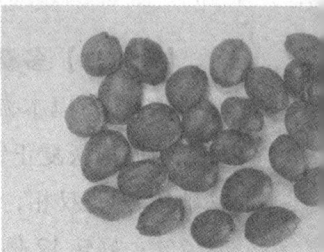

第七章
排卵期出血

　　排卵期出血是指在月经中期，即排卵期，由于雌激素水平短暂下降，使子宫内膜失去激素的支持而出现部分子宫内膜脱落引起有规律性的阴道出血。其临床特征：在有排卵的月经中期（排卵期）出现规律的阴道出血，量一般不多，有的仅为咖啡色分泌物，一般2~3天可自行停止，最长7天，可伴轻微腹痛或腰酸。妇科检查常无明显阳性体征，宫颈黏液透明呈拉丝状夹有血丝。生殖内分泌激素测定血清雌二醇、孕酮水平偏低。本病诊断要点：①有典型症状。②基础体温双相，出血发生在体温由低向高转化期间。

　　排卵期出血根据其临床症状属于中医学经间期出血。中医学认为女性月经周期的变化，是体内阴阳消长转化的结果。月经间期是由阴转阳，由虚转盛的时期，若体内阴阳调节功能失常，肾阴不足或湿热内蕴或瘀阻胞络，阴阳转化不协调，阴络伤及冲任，血海固藏失职，血溢于外，酿成经间期出血。临床上根据出血的量、色、质以及全身症状进行辨证。一般肾虚型出血量较少，湿热型出血量稍多，瘀阻型往往出血量少但色暗或有血块。中医治疗重在月经后期，常以滋肾养血为主，佐以利湿化瘀，根据临床也有疏肝、健脾等法。

🪷 六味地黄汤化裁

山茱萸15g 淫羊藿15g 牡丹皮10g 旱莲草15g 枸杞子10g
生地黄15g 女贞子15g 白芍20g 仙鹤草30g

【用法】水煎服，每天2次，每日1剂。自月经周期第9天开始，每日1剂，连服3~5剂，3个月经周期为1个疗程。

【功效】滋阴清热。

【适应证】排卵期出血（阴虚血热型）。症见：月经周期规律，两次月经之间（一般为月经周期的第10~16天）阴道出血，出血量不等，出血3~7天，血色鲜红或有块、质黏稠，伴腹胀痛、腰酸不适、便干溲黄，舌质红、苔少或舌边有瘀点，脉弦涩。

【疗效】化裁六味地黄汤治疗排卵期出血50例，治愈41例（临床症状和体征消失），显效9例（临床症状明显好转），无效0例（临床症状及体征无改善），有效率为100%。

【来源】叶春娟. 化裁六味地黄汤治疗排卵期出血50例. 河南中医，2003（6）：38-39

🪷 门成福经间期出血方1

生地黄25g 丹皮15g 白芍15g 薏苡仁30g 败酱草25g 荆芥炭6g 茯苓15g 车前子30g（包煎） 炒杜仲15g

【用法】水煎服，每天2次，每日1剂。

【功效】清热利湿止血。

【适应证】排卵期出血（湿热下注型）。症见：排卵期出血，量少色红，无血块，舌苔黄腻，脉细数。

【疗效】张某，28岁，每逢经间期有少量出血已3个月，色红，无血块，带下较多。以本方加减共服二十余剂，未再有经间期出血现象发生。3个月后，告知已怀孕。

【来源】门成福. 门成福妇科经验精选. 北京：军事医学科学出版社，2005：40

门成福经间期出血方2

生地黄 25g　熟地黄 25g　白芍 15g　玄参 15g　麦冬 25g　阿胶珠 15g　仙鹤草 25g　乌贼骨 15g　茜草 12g　荆芥炭 6g　枸杞子 15g　淡竹叶 10g　炒杜仲 15g　菟丝子 25g

【用法】水煎服，每天 2 次，每日 1 剂。

【功效】滋阴止血。

【适应证】**排卵期出血（肾阴虚型）**。症见：排卵期出血，量少色红，无血块，舌质红，脉细数。

【疗效】李某，31 岁，连续 3 个月每逢排卵期有少量见红，色红，无血块。于月经后连服本方 9 天，未见有出血现象。以上方加减治疗 1 月余，彻底治愈。

【来源】门成福. 门成福妇科经验精选. 北京：军事医学科学出版社，2005：39

滋肾固冲汤

熟地黄 15g　女贞子 10g　枸杞子 10g　菟丝子 10g　续断 10g　覆盆子 10g　旱莲草 10g　地榆 10g　阿胶 10g　海螵蛸 20g　甘草 3g

【用法】水煎服。于月经周期第 10 天起，每日 1 剂，每天 2 次连用 5 剂，3 个月经周期为 1 个疗程。

【功效】滋补肾阴，固冲止血。

【适应证】**排卵期出血（肾阴虚型）**。症见：月经间期阴道下血量少，色鲜红，伴腰膝酸软，头晕耳鸣，五心烦热，舌红少苔，脉细数。

【临证加减】若肝郁化火者，去海螵蛸、菟丝子，加丹皮 10g、柴胡 10g；若湿热内蕴者，去熟地黄、阿胶，加黄柏 10g、薏苡仁 15g；若血瘀者，去熟地黄、阿胶、地榆，加红花 10g、丹参 10g、茜草 12g。

【疗效】以本方治疗排卵期出血 72 例，结果痊愈 58 例（治疗 1 个疗程后，下血停止，自觉症状消失，连续 3 个月经周期未见复发），显效 7 例（下血停止，自觉症状消失，但停药后有复发，经治疗 1 个周期而愈），有效 2 例（下血量，出血天数明显少于治疗前，自觉症状减轻），无效 5 例（下血及自觉症状无改善）。

【来源】潘意坚. 滋肾固冲汤治疗排卵期出血 72 例. 福建中医学院学报，2003，13

(4)：13

🌸 补肾凉血调经方

当归 12g　生地黄 12g　玄参 10g　麦冬 10g　白芍 10g　丹参 15g　地骨皮 15g　女贞子 15g　旱莲草 15g　菟丝子 15g　桑寄生 15g　续断 15g　川牛膝 15g

【用法】水煎服，每天 2 次，每日 1 剂。在排卵出血期去当归、丹参、川牛膝，加茜草炭 12g、海螵蛸 15g、荆芥穗炭 9g、仙鹤草 15g，至血止后换用前方。行经时不服药，连用 3 个月为 1 个疗程。

【功效】补肝肾，凉血调经。

【适应证】排卵期出血（肾阴虚血热型）。

【临证加减】食纳差、体倦乏力者，加党参 15g、生白术 15g；胸闷烦躁、胁肋不舒者，加醋柴胡 9g、香附 10g；腹部疼痛者，加醋延胡索 12g、川楝子 12g；大便干者，加肉苁蓉 15g。

【疗效】以本方治疗经间期出血 67 例，结果痊愈 43 例（出血停止，自觉症状消失，连续 3 个月经周期未复发），显效 15 例（出血停止，自觉症状消失，但停药后有复发），有效 6 例（出血量、出血天数明显少于治疗前，自觉症状减轻），无效 3 例（出血及自觉症状无改善），总有效率 95.5%。

【来源】全雪芬，张宗欣. 补肾凉血调经方治疗肾阴虚血热型经间期出血 67 例. 广西中医药，2011，34（4）：50－51

🌸 二至丸合逍遥散加减

女贞子 15g　旱莲草 15～30g　柴胡 6～9g　当归 10g　白芍 10g　赤芍 10～15g　白术 12g　茯苓 10g　薄荷 6g　牡丹皮 12g　栀子 10g　仙鹤草 30g　五味子 15g　山茱萸 12g　覆盆子 15g

【用法】经净后开始服用，每日 1 剂，连服 15 剂，15 剂后改用补肾疏肝健脾养血方（简称养血方），即在基本方的基础上加用补肾阳药物，帮助机体由阴转阳。养血方组成：桑寄生 15g，杜仲 15g，菟丝子 15g，女贞子 15g，旱莲草 10g，柴胡 6g，当归 10g，白芍 10g，白术 15g，茯苓 10g，薄荷 6g，牡丹皮 12g，五味子 15g，覆盆子 15g，山茱萸 12g，生黄芪 15g。连服 7 剂后停药，待下个周期经净后，相继服用基本方 15 剂与养血方 7 剂。1 个月经周期为 1 个疗程，连服 3～5 个疗程。服药期间嘱生活规律，保证足够睡眠，禁辛辣凉饮食。

【功效】补肾滋阴，疏肝清热，养血健脾，化瘀止血。

【适应证】**排卵期出血（肾虚肝郁型）**。症见：经间期出血，伴有烦躁易怒，或者情绪低落，头晕乏力，腰酸疲惫，精神压力大等症状。

【临证加减】兼阳虚者，去栀子、牡丹皮，加仙茅 12g、肉苁蓉 10g；兼血瘀者，加生蒲黄 12g（包）、三七粉 2g（冲）、丹参 10g；气虚甚者，加生黄芪 15g、党参 12g；出血量多者，加海螵蛸 15g、茜草 10g；兼下腹痛者，加延胡索 10g、砂仁 6g。

【疗效】以本方治疗经间期出血 36 例，结果痊愈 24 例（经间期出血停止，维持 3 个月经周期或以上未复发），好转 9 例（经间期出血停止，不能维持 3 个月经周期以上或仅出血量明显减少或伴随症状减轻），无效 3 例（出血量及伴随症状无明显变化），总有效率 91.6%。

【来源】王桂萍. 二至丸合逍遥散加减治疗经间期出血 36 例. 广西中医药，2011，34（1）：39－40

🪷 清肝利湿汤

　　瞿麦 12g　萹蓄 12g　木通 5g　车前子 10g　黄芩 10g　牛膝 10g
丹皮 10g　川楝子 10g　柴胡 5g　荆芥穗 5g

【用法】水煎服，每天 2 次，每日 1 剂。

【功效】清肝利湿，升阳除湿，活血止带。

【适应证】**月经间期出血或月经不调（肝经湿热型）**。症见：经间期出血，或盆腔炎所引起的子宫出血或月经淋漓不止，或赤白带下，多伴有腰腿软、少腹痛、脉弦滑、舌质红赤等。

【疗效】张某，27 岁，月经中期阴道出血半年余，每次历时约 2～3 天，量少，色黑紫。平时小腹发凉而痛。经前及经期腹痛加重，白带量多。有盆腔炎史。结婚 1 年多未孕。按上方加减使用，共服药 30 余剂。临床症状减轻，再服 10 剂，月经中期未见阴道出血现象，妊娠反应阳性，足月分娩。

【来源】北京中医医院，北京市中医学校. 刘奉五妇科经验. 北京：人民卫生出版社，2006：295，158

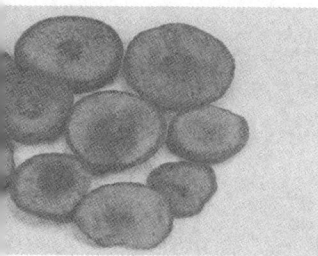

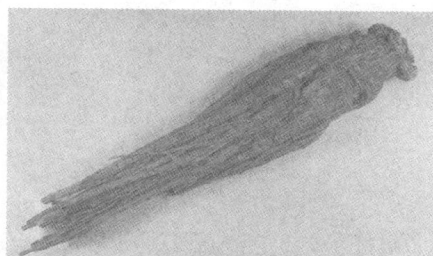

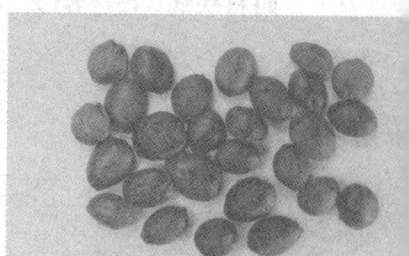

第八章
经期综合征

　　经期综合征是指育龄妇女在月经周期中，随着激素水平的变化，而反复出现一系列精神、行为及体质等方面的症状。由于经期综合征的精神、情绪障碍更为突出，以往曾命名为"经期紧张综合征"。

　　经期综合征的发病机制目前尚无定论，可能与卵巢激素、个体易感性、社会精神等因素有关。本病的诊断要点：①病史：该病特点是伴随月经周期反复发作，常因家庭、工作等压力而诱发，与精神心理因素密切相关，多见于25～45岁妇女；②症状：包括身体、精神、行为的改变，多于经前1～2周出现，经前几天加重，月经来潮后症状明显减轻或消失。所出现的症状伴随月经周期反复出现，至少出现2个月经周期以上；③辅助检查：基础体温测定大多为双向相，但排卵后体温上升缓慢，或不规则，或上升时程短；④生殖内分泌激素测定：雌二醇与孕酮的比值增高，可有泌乳素水平升高。

　　经期综合征中医称为"月经前后诸证"，包括"经行神志异常"、"经行乳房胀痛"、"经行头痛"、"经行身痛"、"经行浮肿"、"经行发热"、"经行泄泻"、"经行口糜"等病征。本病症状多样，病情复杂，可根据临床表现，参考月经的量、色、质，结合脏腑辨证和气血辨证规律进行辨证施治，立法处方用药。治疗上遵循虚则补之，实则泻之的基本原则。用药时间，虚证从经净后开始治疗，于经前1～2周在补虚基础上佐以通利；实证从经前1～2周开始治疗，以通为主，直至经至。

丹栀逍遥散化裁

牡丹皮 9 ~ 12g　焦栀子 9 ~ 12g　柴胡 3 ~ 10g　当归 5 ~ 10g　白芍 10 ~ 20g　白术 10 ~ 15g　茯苓 10 ~ 15g　薄荷 3 ~ 6g　甘草 3 ~ 6g

【用法】水煎服，每天 2 次，每日 1 剂。并辅以心理疏导法。于经前 7 ~ 10 天开始服用直至月经来潮为 1 个月经周期，连续服用 3 个月经周期为 1 个疗程。3 个月后随访。

【功效】舒肝健脾，泄热凉血，解郁调经。

【适应证】**经期紧张综合征（肝郁化热型）。**症见：经前乳胀，乳痛，胸胁胀痛，恶心呕逆，抑郁多怒，口苦目眩，舌红少苔，脉弦滑。

【临证加减】经前乳胀、乳痛、胸胁胀痛、腹痛甚者，加路路通 10 ~ 15g、金铃子散 10g；恶心呕逆甚者，加旋覆花 10g、竹茹 10g；烦躁紧张、抑郁多怒、失眠多梦甚者，加夜交藤 15 ~ 30g、合欢皮 10 ~ 15g、酸枣仁 10 ~ 15g；口苦目眩者，加菊花 15g、夏枯草 15g；水肿溲短者，加黄芪 20g、车前子 15g；头痛眩晕者，加蔓荆子 10g、白芷 10g、藁本 10g。

【疗效】丹栀逍遥散化裁治疗肝郁化热型经前期紧张综合征 56 例，痊愈 30 例（临床症状消失，治疗结束后观察 3 个月经周期无复发），显效 16 例（主要症状明显好转，治疗结束后观察 3 个月经周期无复发），好转 8 例（主要症状得到控制，治疗结束后部分症状虽反复，但较治疗前有减轻），无效 2 例（各种临床症状无好转或加重），总有效率为 96.43%。

【来源】关丽珍，林继珍. 丹栀逍遥散化裁治疗肝郁化热型经期紧张综合征 56 例. 福建中医药，2008，（1）：45 - 46

二齿安神汤

紫贝齿 15g　青龙齿 15g　灵磁石 30g　辰砂 12g　琥珀末 1.2 ~ 1.5g　丹参 15g　石菖蒲 2.4g　半夏 6g

【用法】水煎服，每天 2 次，每日 1 剂。

【功效】镇静安神，涤痰开窍。

【适应证】**月经前后诸证、更年期综合征（肝阳偏亢，痰蒙心窍型）**。症见：经期或月经前后，心悸不宁，惊悸、不寐，甚至癫狂。

【临证加减】盗汗者，加浮小麦30g；心悸、失眠较重者，加生牡蛎20g、何首乌20g。

【来源】裘笑梅. 裘笑梅妇科临床经验选. 杭州：浙江科学技术出版社，1982：193

🪷 刘云鹏调经Ⅰ号

柴胡9g 当归9g 白芍9g 益母草15g 香附12g 郁金9g 川芎9g 甘草3g

【用法】水煎服，每天2次，每日1剂。

【功效】疏肝解郁。

【适应证】**综合征（肝郁气滞型）**。症见：经前胸胁乳房胀痛，喜叹息，舌淡红，苔薄黄，脉沉弦数。本方也可以用于治疗肝气郁滞引起的闭经。

【临证加减】肝郁化热者，加炒栀子9g、丹皮9g；小腹胀痛者，可选加枳实9g、青皮9g、木香9g、槟榔12g；脾气虚者，加党参15g、白术12g、茯苓9g；血瘀腹痛者，加丹参15g、赤芍12g或失笑散12g；腰痛者，加续断12g、巴戟天12g、牛膝9g；腰胀痛者，加乌药9g、牛膝9g。

【疗效】周某，26岁未曾行经，平素感胸部及两乳房胀痛，诊断：闭经，证属肝郁气滞，气血不调。疏肝开郁，活血调经。方用调经1号4剂后，初次行经，经来量少。继用生化汤和调经1号方，调治半年，月经每月按时而至，经行正常。

【来源】刘云鹏，等. 中医临床家刘云鹏. 北京：中国医药科技出版社，2001：44

🪷 刘云鹏调经Ⅱ号

乌药9g 木香9g 制香附12g 槟榔12g 甘草3g 当归9g 川芎9g 益母草15g 牛膝9g

【用法】水煎服，每天2次，每日1剂。

【功效】清热解毒，疏肝活血。

【适应证】**经期综合征（肝郁，气滞血瘀型）**。症见：经前腰部胀痛，小腹胀,舌质红,苔薄黄,脉沉弦。

【临证加减】小腹痛者,加延胡索9g、五灵脂9g;小腹冷痛,加高良姜9g;气郁化火者,加栀子9g、牡丹皮9g。

【疗效】程某,33岁,经期饮冷导致月经不调,经行不畅,伴腰痛,小腹胀痛,睡眠多梦。以调经Ⅱ号方加减共6剂。月经得通,病情好转。

【来源】刘云鹏,等. 中医临床家刘云鹏. 北京:中国医药科技出版社,2001:268

🪷 清经导滞汤

柴胡6g 郁金6g 当归9g 白芍9g 川楝子9g 延胡索9g 红藤12g 鸡苏散(包)12g 八月札12g

【用法】水煎服,每天2次,每日1剂。

【功效】疏肝解郁,清热宣络,理气止痛。

【适应证】**经期综合征(肝郁气滞型)**。本方也可用于肝郁气滞型痛经,以及盆腔炎、不孕症。

【临证加减】若脾虚泄泻,白带量多者,加炒白术12g、炒山药12g、炒扁豆12g;若纳差者,加炒谷芽12g、陈皮9g;若腰酸,加炒杜仲2g、炒续断12g;舌红,脉弦数者,加丹皮6g、焦栀子6g。

【来源】胡国华,罗颂平. 全国中医妇科流派研究. 北京:人民卫生出版社,2012:433

🪷 家传生化汤

柴胡6g 当归9g 小茴香6g 香附9g 丹参9g 川楝子9g 青皮9g 吴茱萸2g 肉桂3g 山楂15g 佛手6g 茺蔚子9g 郁金6g

【用法】水煎服,每天2次,每日1剂。

【功效】和营温里,去瘀生新。

【适应证】**经期综合征(肝郁血寒型)**。症见:经行腹痛、乳胀、乳头痛、月经先后不定期等,甚者不育。

【来源】施杞. 上海历代名医方技集成. 上海:学林出版社,1994:897

🪷 经行头痛方

刺蒺藜12g 白蒺藜12g 黑豆衣12g 枸杞子12g 生地黄12g

炒当归12g 炒川芎6g 炒赤芍10g 炒白芍10g 延胡索12g 广郁
金12g 钩藤18g 白菊花5g 蔓荆子12g 炙甘草5g

【用法】水煎服，每天2次，每日1剂。

【功效】清肝益肾，降火止痛。

【适应证】**经期头痛（肝肾阴虚内热型）。**症见：月经期头痛，两侧明显，口苦，目赤，舌红，脉弦细。

【来源】胡国华，罗颂平. 全国中医妇科流派研究. 北京：人民卫生出版社，2012：151

疏肝理气方

橘叶核10g 山楂核10g 荔枝核10g 路路通12g 郁金10g 川楝子10g 制香附10g 炒延胡索10g 蒲公英15g 连翘10g 全瓜蒌10g 王不留行10g 全当归10g 小茴香5g 鹿角片10g

【用法】水煎服，每天2次，每日1剂。

【功效】疏肝养肝，理气调冲。

【适应证】**经期综合征（肝郁气滞型）。**症见：经前乳房胀痛或其他时间见有乳胀症状者。

【来源】肖承棕，吴熙. 中医妇科名家经验心悟. 北京：人民卫生出版社，2009：435

疏肝健脾调经汤

何首乌12g 白蒺藜9g 左金丸（包）2.4g 胡麻仁9g 紫贝齿12g 谷芽12g 麦芽12g 菊花4.5g 陈皮4.5g 枇杷叶9g 香橼皮3g 扁豆衣3g

【用法】水煎服，每天2次，每日1剂。

【功效】疏肝健脾。

【适应证】**经期综合征（脾虚肝郁型）。**

【疗效】陈女士，经先期腹胀，净后头两边作痛，食后脘腹胀满，脉细弦，舌苔黄腻，用上方3剂而愈。

【来源】施杞. 上海历代名医方技集成. 上海：学林出版社，1994：442

🌸 经行衄血方

北沙参15g　麦冬12g　青蒿12g　白芍12g　侧柏炭15g　代赭石15g　桃仁12g　白茅根12g　牛膝9g　甘草6g

【用法】水煎服，每天2次，每日1剂。

【功效】养阴清热凉血，平冲降逆止血。

【适应证】经期综合征（阴虚内热型）。症见：经时或经行前后衄血，常伴衄血而经量减少或小腹胀痛，经行不畅，心烦乳胀，口干口苦，失眠多梦，头晕目胀，尿黄便结。舌红少苔，脉细滑数。

【临证加减】如出血量多者，加栀子10g、黄芩10g、藕节10g；口干多饮者，加芦根15g、玉竹10g、石斛10g；头目昏胀者，加夏枯草10g、菊花10g；梦多少睡者，加莲子心10g、酸枣仁10g、百合10g；大便干结者，加生地黄12g、大黄炭10g。

【来源】胡国华，罗颂平. 全国中医妇科流派研究. 北京：人民卫生出版社，2012：577

🌸 凉血止衄汤

龙胆草10g　黄芩10g　栀子10g　丹皮10g　生地黄12g　藕节50g　白茅根50g　大黄3g　牛膝12g

【用法】水煎服，每天2次，每日1剂。

【功效】凉血降逆。

【适应证】经期综合征（肝热型）。症见：行经前1~2天或正值经期或经后，出现规律性、周期性衄血，甚至吐血，量或多或少，色红，烦躁易怒，头晕，舌黯红，脉弦缓。本方也可用于治疗更年期综合征辨证属于肝热上逆型。

【疗效】钟某，20岁，行经期间鼻衄6年，经本方治疗后，月经正常，未见腹痛，随访半年余未发生倒经现象。

【来源】北京中医医院，北京市中医学校. 刘奉五妇科经验. 北京：人民卫生出版社，2006：293，161

🌸 经行吐衄方

花蕊石9g　藕片24g　黄芩9g　侧柏叶24g　生地黄18g　白芍9g

白茅根 30g　降香 3g

【用法】水煎服，每天 2 次，每日 1 剂。

【功效】平肝清肺，凉血止血。

【适应证】**经期吐衄（血热气逆型）**。

【来源】肖承棕，吴熙. 中医妇科名家经验心悟. 北京：人民卫生出版社，2009：78

🪷 归经汤

益母草 15g　瓦楞子 30g　川牛膝 15g　黄柏 9g

【用法】水煎服，每天 2 次，每日 1 剂。

【功效】引血下行归经。

【适应证】**经期衄血（肝郁血热型）**。症见：经行鼻衄，色鲜红，量多，脉象弦细，舌质紫暗。

【疗效】黄某，22 岁，14 岁月经初潮时即有经期鼻衄的症状，鼻衄色鲜红，量多，经期错后，伴性情烦躁，治以归经汤加活血化瘀之品，月经周期缩短，鼻衄未再出现。

【来源】裘笑梅. 裘笑梅妇科临床经验选. 杭州：浙江科学技术出版社，1982：192，122

🪷 芩知饮

黄芩 10g　知母 10g　淡竹叶 10g　生地黄 15g　石斛 15g　珍珠粉（冲服）0.6g　肉桂粉（冲服）1g　生甘草 5g

【用法】水煎服，每天 2 次，每日 1 剂。于每次月经前 7 天开始服用，连续服用 10 剂。

【功效】滋阴清胃泻火。

【适应证】**经期口腔溃疡（阴虚火旺或胃中积热型）**。

【临证加减】大便秘结者，去肉桂加生大黄（后入）6g。

【疗效】自拟芩知饮治疗经行口糜 42 例，治愈 22 例（经行口糜消失，无周期性发作），好转 17 例（经行口糜减轻或口糜消失，但不能维持 3 个月经周期又复发），无效 3 例（经行口糜无变化），总有效率为 96.8%。

【来源】高丽萍，陈文. 自拟芩知饮治疗经行口糜42例. 福建中医药，2001，(6)：29－30

经行消肿汤

当归12g　生黄芪12g　旱莲草12g　冬瓜皮12g　丹参12g　刘寄奴9g　淮牛膝9g　泽泻9g　冬葵子9g　炒白术9g　茯苓15g　陈皮5g

【用法】水煎服，每天2次，每日1剂。于经行前4天开始服，共服7天。

【功效】养血调经，培土制水。

【适应证】**经期综合征（脾气虚型）**。症见：经行水肿。

【来源】张伯礼. 津沽中医名家学术要略. 北京：中国中医药出版社，2008：18

固脬汤

补骨脂9g　益智仁9g　桑螵蛸9g　乌药6g　甘草6g　当归9g　白芍9g　熟地黄12g

【用法】水煎服，每天2次，每日1剂。经行前3～4天开始，连服6～10剂。

【功效】补肾养血固脬。

【适应证】**经期综合征（肾气虚型）**。症见：经行遗尿，伴有腹痛。

【来源】张伯礼. 津沽中医名家学术要略. 北京：中国中医药出版社，2008：17

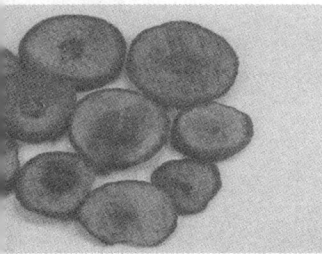

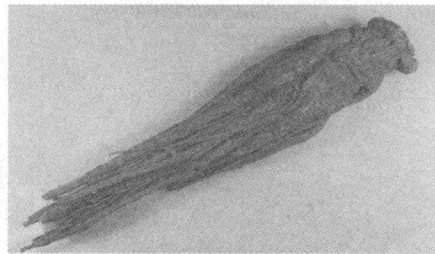

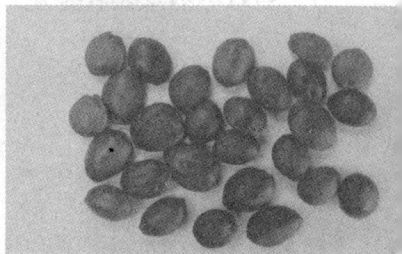

第九章
绝经期综合征

　　绝经期综合征是指妇女在绝经前后由于卵巢功能衰退引起的一系列以自主神经系统功能紊乱为主，伴有神经心理症状的一组证候群。绝经期综合征又称为"更年期综合征"、"围绝经期综合征"。绝经可分为自然绝经和人工绝经，人工绝经者更容易发生绝经综合征。

　　本病的诊断要点是：①40~60岁女性，出现月经紊乱或停闭，或有双侧卵巢切除以及其他损伤卵巢功能的病史；②月经周期的改变是围绝经期出现最早的临床症状，可以表现为周期延长，经量减少，最后绝经；也可表现为经期延长，经量增多，淋漓不尽，逐渐减少以致闭经，也有个别患者月经突然停闭；③有血管舒缩症状，以及精神神经症状或其他系统症状；④生殖内分泌激素改变也是本病的重要诊断依据，表现为：卵泡刺激素水平高于10U/L，雌二醇水平小于150pmol/L。

　　绝经期综合征中医称为"经断前后诸证"或"绝经前后诸证"，其病因是绝经前后，肾气渐衰，冲任二脉虚损，天癸渐竭，阴阳二气不平衡，脏腑气血不协调，出现月经紊乱渐致绝经，生殖能力降低而至消失。本病以肾虚为本，常影响到心、肝、脾等脏腑。治疗以调理肾之阴阳为基本原则，具体使用滋阴、温阳、疏肝、健脾、养心、泻火等法，在辨证的基础上结合辨病，注意清热不宜过于苦寒，驱寒不宜过于温燥，更不可妄用克伐，以免犯虚虚之戒。

🌸 疏肝滋肾汤

　　柴胡6g　白芍20g　当归10g　焦栀子10g　茯苓15g　白术15g
女贞子15g　旱莲草15g　合欢皮15g

【用法】水煎服，每天2次，每日1剂，并辅以心理疏导法。于经前7～10天开始服用直至月经来潮为1个月经周期，连续服用3个月经周期为1个疗程。

【功效】疏肝滋肾。

【适应证】**更年期综合征（肾阴亏虚，肝木气郁型）**。症见：潮热，汗出，烦躁易怒，头晕目眩，心悸失眠等，脉象弦。

【临证加减】如失眠易惊甚者，加龙骨20g、牡蛎20g、酸枣仁10～15g；血压偏高，眩晕眼花者，加天麻10～15g、钩藤15g、珍珠母15～20g；心烦潮热甚者，加郁金12g、地骨皮10g、莲子心2～6g；烘热汗出甚者，加浮小麦20～50g、五味子10～15g；皮肤瘙痒者，加蝉蜕5g、白蒺藜10g、白鲜皮10g；兼有腰酸膝软怕冷者，加淫羊藿10g、巴戟天10g；兼体质虚弱，神疲乏力者，加太子参15～30g、黄芪15g；兼纳呆干呕者，加姜半夏9g、苍术9g、苏梗9g；兼月经过多者，加仙鹤草15g、益母草15g。

【疗效】疏肝滋肾汤治疗更年期综合征60例，治愈19例（烘热汗出、情志异常等症状消除），好转38例（诸症减轻），未愈3例（诸症无变化），总有效率为95%。

【来源】关丽珍，林继珍，杨伯钦．疏肝滋肾汤治疗更年期综合征60例．福建中医药，2002，(5)：28

🌸 更安汤

　　白芍15g　女贞子15g　旱莲草15g　生地黄15g　熟地黄15g　枸杞子12g　龙骨30g　牡蛎30g

【用法】水煎服，每天2次，早晚温服，每日1剂。1个疗程为30天，连续治疗2个疗程。

【功效】养肝血，益肾精，调补冲任。

【适应证】**更年期综合征（肝肾阴虚）**。症见：烘热汗出，五心烦热，腰膝酸软。兼见烦躁易怒，心烦失眠，眩晕耳鸣。舌红少苔，脉细数或弦细数。

【疗效】更安汤治疗更年期综合征 60 例，治愈 32 例（临床症状消失，理化指标恢复到相应水平），显效 24 例（症状明显好转，理化指标基本恢复到相应水平），有效 4 例（临床症状有所好转，理化检查结果有所改善），无效 0 例（症状、理化指标均无好转或恶化），总有效率为 93.3%。

【来源】张伟华，刘巧莲. 更安汤治疗更年期综合征 60 例. 河南中医，2009（2）：162 – 163

🪷 加味两地汤

熟地黄 30g　白芍 15g　玄参 30g　麦冬 20g　山茱萸 10g　地骨皮 15g　香附 10g

【用法】上药以水煎取汁 200ml，日 1 剂，日服 2 次，每次 100ml，20 天为 1 个疗程，连续 3 个疗程，月经期间停药。用药期间忌辛辣，调理情志。停药观察疗效并随访 3 月。同时配合心理治疗。

【功效】滋阴补肾，调理冲任，疏肝泻火。

【适应证】**更年期综合征（阴虚火旺型）**。症见：月经紊乱，烘热汗出，五心烦热，头晕，失眠，健忘，腰膝酸软，情绪激动，或焦虑、悲伤、抑郁、多疑及皮肤感觉异常等，舌红少苔，脉细数。

【临证加减】阴虚内热者，加知母 15g、黄柏 15g；多汗者，加浮小麦 30g、金樱子 15g；心烦较重者，可酌加黄连 3g；心悸易惊者，加龙骨 30g、珍珠 30g；形寒肢冷者，加当归 15g、菟丝子 15g、仙茅 15g、淫羊藿 15g；头晕耳鸣明显者，加杜仲 15g、续断 15g；便秘者，加草决明 15g、柏子仁 15g；烦躁、肝火盛者，加柴胡 10g、黄芩 15g、淡豆豉 15g；肝郁者，加郁金 15g、合欢皮 15g；失眠者，加酸枣仁 15g、莲子心 15g；痰湿明显者，加苍术 15g、茯苓 15g；月经量少者，加丹参 15g、牛膝 15g；月经量多者，加炒仙鹤草 30g、侧柏炭 15g；精亏血枯者，加阿胶 15g、制何首乌 15g。

【疗效】加味两地汤治疗围绝经期综合征 32 例，治愈 21 例（临床症状消失，半年未复发），显效 9 例（主要症状消失，半年内未复发），无效 2 例

（临床症状无改善），有效率为 93.75%。

【来源】吴淑玲. 加味两地汤治疗围绝经期综合征 32 例. 河南中医，2006（12）：47－48

绝经消肿方

黄芪 15g　防己 12g　白术 12g　薏苡仁 15g　白茅根 15g　杏仁 9g
茯苓皮 12g　赤小豆 15g　冬瓜皮 12g

【用法】水煎服，每天 2 次，每日 1 剂。

【功效】益气健脾，除湿消肿。

【适应证】**更年期综合征（脾虚型）**。症见：绝经前后或绝经期面浮肢肿，以晨起面部皮肤有绷紧感和四肢有鼓胀感为特点，常伴疲乏尿少，心烦口干，烘热失眠等症。

【临证加减】若气虚明显者，重用黄芪，加党参 12g；腹胀纳呆者，加大腹皮 10g、木香 8g、砂仁 9g；若腰痛者，加杜仲 10g、补骨脂 10g；若肿胀明显者，加桂枝 9g、通草 9g、丝瓜络 10g、丹参 10g。

【来源】胡国华，罗颂平. 全国中医妇科流派研究. 北京：人民卫生出版社，2012：578

庞氏更年安汤

黄柏 12g　知母 10g　菊花 12g　蝉蜕 8g　石菖蒲 12g　酸枣仁 12g
郁金 12g　车前草 30g　茯苓 30g　焦山楂 15g，枳壳 10g　小麦 30g
大枣 5 枚，甘草 6g

【用法】水煎服，每天 2 次，每日 1 剂。

【功效】清热祛湿，解郁安神。

【适应证】**更年期综合征（肝经郁热型）**。

【临证加减】若肝火重，口苦躁怒者，加栀子 10g、龙胆草 10g、黄芩 10g；若湿浊明显者，加玉米须 20g、泽泻 10g、猪苓 10g、佩兰 10g；甚者，去知母，并加薏苡仁 20g、山药 12g、白术 10g；若气血郁滞者，加柴胡 10g、青皮 6g、薄荷 6g、合欢皮 10g、丹参 10g、川芎 10g；若心脏功能不良，加丹参 10g、五加皮 10g、五味子 10g、麦冬 10g；若血压高者，加钩藤 15g、夏枯草 10g；便秘者，加草决明 10g；失眠者，加合欢皮 10g、柏子仁 10g、夜交藤 10g、珍珠母 12g。

【来源】胡国华，罗颂平. 全国中医妇科流派研究. 北京：人民卫生出版社，2012：481

清眩平肝汤

当归 10g　川芎 5g　白芍 12g　生地黄 12g　桑叶 10g　菊花 10g 黄芩 10g　女贞子 10g　旱莲草 10g　红花 10g　牛膝 10g

【用法】水煎服，每天 2 次，每日 1 剂。

【功效】滋肾养肝，清热平肝，活血调经。

【适应证】**更年期综合征（肝肾阴虚、肝阳亢盛型）**。症见：头痛、头晕、烦急易怒、睡眠不实、梦乱纷纭，甚则胸满闷，面红耳赤，潮热汗出，脉弦大有力，或见血压升高。本方也可用于治疗月经期综合征，有上述症状者。

【疗效】苏某，48 岁，患者每遇经期头疼头晕不能起床，血压 170/100mmHg。服本方 3 剂后，经行时上述症状消失，血压 132/80mmHg。

【来源】北京中医医院，北京市中医学校. 刘奉五妇科经验. 北京：人民卫生出版社，2006：294，151

加味温经汤

当归 30g　白芍 15g　桂枝 10g　吴茱萸 3～5g　半夏 10g　丹皮 10g　麦冬 10g　红参 8～10g　川芎 10g　甘草 3g　大腹皮 10g　茯苓皮 30g

【用法】水煎服，每天 2 次，每日 1 剂。

【功效】温补冲任，散寒。

【适应证】**更年期综合征（冲任虚寒型）**。症见：形寒怯冷，小腹冷或痛，月经推迟；本方也可以用于冲任虚寒所致的月经不调，或经期腹痛，或宫寒久不受孕。

【临证加减】五心烦热者，加知母 10g、地骨皮 15～20g；肢体麻木者，加地龙 5～10g；口苦者，加柴胡 15g、黄芩 10g；心悸、心烦者，加酸枣仁

15g、栀子 12g 或柏子仁 12g；若筋骨疼痛者，加秦艽 10g、续断 12g；若小腹痛或赤白带下者，加泽泻 10g、白术 10g、乌贼骨 20~30g、茜草 10g；若腰痛者，加桑寄生 10g、杜仲 10g 或补骨脂 12g。

【疗效】吕某，44 岁，患更年期综合征，阵发性大腿内侧胀痛，牵及胸部胀闷，痛苦难言，经以本方治疗，3 剂后症状明显减轻，继服 5 剂，症状消失。

【来源】王运泉. 王运泉验方医案. 北京：军事医学科学出版社，1999：76

❁ 戴氏升降汤

柴胡 4g　升麻 5g　蒲公英 30g　晚蚕沙 15g　皂角子 10g（或瓜蒌仁 15g）　厚朴 10g　枳壳 10g　何首乌 10g

【用法】水煎服，每天 2 次，每日 1 剂。

【功效】疏肝解郁，燮理阴阳。

【适应证】**更年期综合征（心肝抑郁，阴阳失调型）**。症见：月经不调或已绝经，心烦，心悸，多汗，善太息，口苦，咽干，目眩，失眠或夜寐不安，多梦。本方也可用于治疗妇人脏躁（肝气郁结型），抑郁症患者，以及妊娠恶阻、妇人胎动不安，先兆流产，属于气机升降失调者。

【临证加减】心阳虚，心悸者，加桂枝 8g、茯苓 10g；若胃脘不适，虚寒者，加吴茱萸 5g；若心悸，盗汗者，可以合用甘麦大枣汤；肺阴虚内热者，可以合用百合地黄知母汤；中焦痰饮者，可以合用苓桂术甘汤；病久痰蒙心窍者，加远志 10g、石菖蒲 10g、郁金 10g；阴虚阳亢，血压升高者，加石决明 15g、珍珠母 15g；血压以舒张压高为主者，再加益母草 19g、泽兰 15g、淮牛膝 12g；心烦不安症状明显者，可以合用温胆汤。

【疗效】鲍某，44 岁，月经停止 1 年，伴有大便秘结，面色萎黄，眼睑发黑，纳可。中医辨证为脾胃升降不及，以本方加减治疗，前后二诊，服药十余剂，月经如期而至；此后，每于经前 3 天，连服原方 5 剂，共 3 月后月经调畅。

【来源】戴裕光. 戴裕光医案医话集. 北京：学苑出版社，2006：271，208

❁ 养血清肝方

石决明 15g　当归 10g　白芍 10g　牡丹皮 10g　绿梅花 10g　枸杞

子 10g　生地黄 10g　牛膝 10g　青龙齿 15g　天冬 10g　淮小麦 30g
炙甘草 5g

【用法】水煎服，每天 2～3 次，每日 1 剂。

【功效】养血清肝滋肾。

【适应证】**更年期综合征（肝肾阴虚，肝阳上亢型）**。症见：月经紊乱、潮热汗出、眩晕耳鸣、虚烦失眠等。

【临证加减】若耳鸣甚者，加石菖蒲 10g、煅灵磁石 15g；汗出量多者，加糯稻根 10g、瘪桃干 10g；潮热明显者，加桑叶 10g、菊花 10g；阴道干涩者，加葛根 15g、淫羊藿 10g、肉苁蓉 10g；月经量多或淋漓不净者，去牛膝，加阿胶 10g、旱莲草 10g；眩晕头痛者，加天麻 10g、钩藤 15g；心烦易怒者，加郁金 10g、川楝子 10g；夜寐不宁者，加夜交藤 10g、合欢皮 10g。

【疗效】崔某，46 岁月经已紊乱，头晕烘热反复发作 2 年。中医诊断：绝经前后诸证（肝肾不足，虚火上炎）；西医诊断：更年期综合征。本方加减前后六诊悉减。

【来源】章勤. 何少山医论医案经验集. 上海：上海科学技术出版社，2007：237，196

🪷 定志汤

党参 10g　茯苓 20g　炙远志 10g　石菖蒲 15g　郁金 15g　炒枣仁 15g　当归 12g　白芍 10g　龙骨 30g　磁石 30g

【用法】水煎服，每天 2 次，每日 1 剂。

【功效】补气养血，安神益智。

【适应证】**更年期综合征（心气血不足型）**。

【来源】胡国华，罗颂平. 全国中医妇科流派研究. 北京：人民卫生出版社，2012：161

🪷 加味二至丸

旱莲草 20g　女贞子 20g　山药 20g　白芍 20g　郁金 15g　茯苓 15g　丹参 20g

【用法】水煎服，每天2次，每日1剂。1个月为1个疗程。治疗1~3个疗程。

【功效】滋补肝肾之阴。

【适应证】**围绝经期综合征（肝肾阴虚型）**。症见：月经紊乱，潮热面红，烘热汗出，情绪激动，情志异常，皮肤感觉异常等。

【临证加减】心烦懊恼者，加栀子10g、黄芩10g、甘草5g；口干者，加天花粉20g、麦冬15g、知母10g、五味子10g；少寐多梦者，加夜交藤30g、百合20g、合欢花15g；胸胁胀满者，加枳壳10g、香附10g；潮热出汗者，加牡丹皮10g、浮小麦30g；腰膝酸软、形寒肢冷者，加补骨脂20g、杜仲20g、鹿角胶20g、菟丝子20g；倦怠乏力者，加太子参20g。

【疗效】以本方治疗围绝经期综合征59例，治愈43例（烘热汗出、情志异常等症状消除）；好转10例（诸症减轻）；无效6例（诸症无变化），总有效率为89.83%。随访半年，均无复发。

【来源】朱必苓，李芳. 二至丸加味治疗肝肾阴虚型围绝经期综合征59例. 广西中医药，2010，33（1）：37－38

滋肾安肝汤

何首乌30g 五味子12g 熟地黄15g 女贞子15g 旱莲草15g 玄参15g 茯苓15g 牡丹皮9g 泽泻9g 栀子15g 牡蛎15g（先煎）

【用法】每日1剂，水煎2次，早晚2次分服，1个月为1个疗程，治疗1~3个疗程。

【功效】滋阴养血敛阳。

【适应证】**更年期综合征（肝肾阴虚型）**。症见：45岁以上妇女，月经紊乱，月经周期提前或推后、经量减少或增多、经期延长，甚则淋漓不尽。伴有眩晕耳鸣或头痛，烘热汗出，面红潮热，皮肤瘙痒，阴道干涩，浑身乏力。烦躁易怒，或抑郁忧怒，失眠多梦，健忘，甚或情志异常，腰膝酸软，舌红少苔，脉弦数或细数。

【临证加减】情志抑郁较甚者，加香附12g、郁金12g；经量较多，淋漓不尽者，加阿胶11g（烊化）；失眠、烦躁、头痛明显者，加酸枣仁30g。

【疗效】以本方治疗围绝经期综合征58例，治愈45例（烘热汗出、情志异常等症状消除），好转 10 例（诸症减轻），无效 3 例（诸症无变化），总有效率为 94.8%。

【来源】曾春英，王哲. 自拟滋肾安肝汤治疗更年期综合征 58 例. 广西中医药，2012，35（4）：25

加减六味地黄汤

　　熟地黄 25g　炒山药 12g　山茱萸 12g　茯苓 9g　地骨皮 9g　丹皮 9g　女贞子 9g　旱莲草 9g

【用法】水煎服，每天 2 次，每日 1 剂。

【功效】滋肾阴，补肝血，益脾阴。

【适应证】**围绝经期综合征（肝脾肾三阴之不足）。**

【疗效】以本方治疗围绝经期综合征 38 例，治愈 15 例（烘热汗出，情志异常等症状消除），好转 20 例（诸症减轻），无效 3 例（诸症无变化），总有效率 92.1%。

【来源】王炳范，王筱啸，朱广运，等. 加减六味地黄汤治疗围绝经期综合征 38 例. 四川中医，2010，28（6）：91

健脾补肾安神汤

　　黄芪 30g　夜交藤 30g　补骨脂 30g　巴戟天 30g　浮小麦 15g　党参 15g　淫羊藿 15g　生地黄 15g　当归 12g　白芍 12g　白术 12g　茯苓 12g　木香 10g　远志 10g

【用法】水煎服，每天 2 次，每日 1 剂。连服 1 个月为一疗程。

【功效】健脾补肾，养血安神。

【适应证】**围绝经期综合征（肾气虚弱型）。**症见：月经失调或停经，伴有烘热汗出、头晕目眩、心悸失眠、情绪不宁、悲伤欲哭或烦躁不安、记忆力减退、腰腿酸痛、血压波动等。血清雌二醇水平低下、卵泡刺激素及黄体生成素水平升高。

【疗效】以本方治疗围绝经期综合征 80 例，痊愈 15 例（临床症状消失，理化检查结果恢复相应水平），显效 20 例（症状明显好转，理化检查结果基本恢复相应水平），好转 38 例（症状明显好转，理化检查结果部分好转或无变化），无效 7 例（症状及理化检查结果均无好转或恶化），总有效率 91.25%。

【来源】朱惠云. 健脾补肾安神汤治疗围绝经期综合征疗效观察. 四川中医，2009，27（10）：85

滋阴降火方

钩藤 15g　莲子心 6g　酸枣仁 15g　紫贝齿 20g　紫草 10g　龟板 15g　生地黄 10g　枸杞子 10g

【用法】水煎服，每天 2 次，每日 1 剂。共计 8 周。

【功效】滋阴降火。

【适应证】**绝经期综合征（阴虚火旺型）**。

【疗效】以本方治疗绝经期综合征 33 例，治疗后有效 19 例，显效 4 例，总有效率 69.70%。

【来源】柳静，卢苏. 滋阴降火方治疗阴虚火旺型绝经综合征 33 例临床分析. 四川中医，2009，27（8）：95

更年饮

女贞子 20g　旱莲草 20g　熟地黄 10g　枸杞子 10g　山茱萸 10g 山药 20g　龟板胶 20g　鹿角胶 20g　丹参 20g

【用法】水煎服，每天 2 次，每日 1 剂。

【功效】补肾填精，滋水涵木。

【适应证】**更年期综合征（肾虚型）**。

【临证加减】烘热汗出者，重用紫草 30～50g；烦躁易怒眩晕者，加天麻 10g、钩藤 15g、牛膝 10g、桑寄生 10g；失眠心悸者，加柏子仁 10g、合欢花 10g、酸枣仁 10g；疲倦乏力，腰膝酸痛者，熟地黄加量至 12g、山茱萸加量至 15g。

【疗效】以本方治疗更年期综合征 60 例，痊愈 37 例（治疗后症状积分较治疗前减少 90% 以上者），显效 16 例（治疗后症状积分较治疗前减少 70%～89%），有效 5 例（治疗后症状积分较治疗前减少 30%～69% 者），无效 2 例（连续治疗 2 个疗程以上，积分较治疗前仅减少 30% 以下者），总有效率为 96.67%，治愈率 75%。

【来源】伊春花. 更年饮治疗更年期综合征 60 例临床疗效观察. 四川中医, 2011, 29 (10): 89

更年复原汤

熟地黄 20g 白芍 20g 枸杞子 15g 山药 30g 山茱萸 12g 牡丹皮 12g 茯苓 15g 五味子 12g 知母 12g 麦冬 15g 生龙骨 20g 生牡蛎 20g

【用法】水煎服，每天 2 次，每日 1 剂。

【功效】滋阴补肾。

【适应证】**更年期综合征（肾阴虚型）**。症见：经断前后，头晕耳鸣，腰酸腿软，烘热汗出，五心烦热，失眠多梦，口燥咽干，或皮肤瘙痒，月经周期紊乱，量少或多，经色鲜红，舌红，苔少，脉细数。

【疗效】以本方治疗更年期综合征 60 例，痊愈 41 例（临床症状全部消失），显效 10 例（主要症状明显好转或消失，尚有一些次要症状轻度存在），有效 4 例（症状有所改善，至少有 3 个症状减轻 1 个级差），无效 5 例（症状无改善），总有效率 91.67%。

【来源】徐俊 更年复原汤治疗更年期综合征 60 例. 中医研究, 2004, 17 (6): 22

平调汤

熟地黄 9g 山药 12g 山茱萸 9g 茯苓 12g 牡丹皮 12g 泽泻 9g 柴胡 6g 当归 15g 白芍 9g 肉苁蓉 9g 淫羊藿 9g 龟板 12g 牡蛎 30g 薄荷 6g

【用法】水煎服，每天 2 次，每日 1 剂。1 个月为 1 个疗程。

【功效】益肾疏肝，滋阴潜阳。

【适应证】**更年期综合征（肝肾阴虚型）**。

【临证加减】偏肾阴虚见烘热面红、潮热出汗、手足心发热、口干便结，月经提前量多或淋漓不断，舌红、少苔或无苔，脉细数者，加知母 9g、黄柏 9g、钩藤 12g、天麻 12g；肾阳虚见腰膝冷痛、畏寒肢冷、便溏或五更泻、月经延后或量少、色淡质稀、舌质淡嫩、苔白、脉沉迟者，加鹿角胶 9g、仙茅 6g、补骨脂 9g、桑寄生 10g、续断 9g；阴阳俱虚者，去柴胡、当归，加肉桂 5g、制附子 5g；肝郁精神抑郁、善悲易哭、多疑善虑、头晕目眩、胁肋胀痛、烦躁易怒、口苦咽干、失眠、月经紊乱、经前乳房胀痛，舌淡、少苔或有瘀点，脉弦细略数者，去肉苁蓉、淫羊藿，加延胡索 15g、枳实 9g、合欢皮 12g、夜交藤 12g；脾虚者，去熟地黄，加党参 6g、白术 15g、三七 3g。

【疗效】以本方治疗更年期综合征 68 例，痊愈 32 例，显效 23 例，好转 13 例，无效 5 例，总有效率占 92.6%。其中治疗 1 个疗程 30 例，2 个疗程 26 例，3 个疗程 8 例，3 个以上疗程 4 例；患者雌二醇水平治疗后较治疗前有所升高，促卵泡生成素水平较治疗前有所下降。

【来源】张翠英. 平调汤治疗妇女更年期综合征 68 例. 中医研究，2007，20（9）：48－49

🪷 更年膏

　　生地黄 150g　　当归 100g　　白芍 100g　　制何首乌 100g　　麦门冬 60g　女贞子 100g　　知母 100g　　黄柏 50g　　川芎 60g　　蒺藜 100g　　地骨皮 100g　五味子 60g　　五倍子 100g　　麻黄根 100g　　浮小麦 100g　　牡丹皮 100g　合欢皮 100g　　黄连 100g　　栀子 60g　　柴胡 60g　　丹参 100g　　珍珠母 200g　　石决明 200g　　生龙骨 200g　　生牡蛎 200g　　酸枣仁 100g　远志 60g　　龟板胶 250g　　蜂蜜 300g

【用法】上药除龟板胶、蜂蜜，其余用水浸 10 小时，煎 3 次取汁沉淀去渣，浓缩后加入龟板胶、蜂蜜，如法收膏。每日 2 次分早饭前、晚睡前服，每次 1 汤匙。1 剂为 1 个疗程。

【功效】滋补肝肾，平肝潜阳，清火解郁，安神定志，收敛止汗。

【适应证】**绝经期综合征（肝肾阴虚型）**。症见：经行先期，量多色红或淋漓不绝。烘热汗出，五心烦热，口干便艰，腰膝酸软，头晕耳鸣，舌红少苔，脉细数。兼肝旺者，多见烦躁易怒，心火旺者，可见心悸失眠。

【疗效】以本方治疗肝肾阴虚型绝经前后诸证 60 例，治愈 22 例（烘热汗出、情志异常等症状消除，疗效指数 ≥90%），好转 38 例（诸症减轻，疗效指数 35%~89%），总有效率 100%。

【来源】高午，王绍臣. 更年膏治疗肝肾阴虚型绝经前后诸证 60 例. 河北中医，2011，33（4）：536

第十章

妊娠期疾病

妊娠期疾病，是指妊娠期间发生与妊娠相关的疾病。妊娠病不但影响孕妇的身体健康，妨碍妊娠的继续和胎儿的正确发育，甚至威胁生命，因此必须重视妊娠病的预防和发病后的治疗。

妊娠病的致病因素除有六淫外感、情志内伤、房事不节等，与孕妇体质、阴阳气血的偏胜偏虚有关。妊娠病的治疗，要在明确正确妊娠的前提下，治病与安胎并举，安胎之法，以补肾健脾，调理气血为主，可以结合孕妇体质，兼以清热。妊娠期用药，凡腹下、滑利、祛瘀、破血、耗气、散气以及一切有毒药品，都应慎用或禁用。

🪷 定呕饮

煅石决明 15g　桑叶 10g　炒白芍 10g　白术 10g　黄芩 9g　绿萼梅 5g　砂仁 3g　苏梗 10g　陈皮 10g　当归身 10g

【用法】水煎服，每天 2~3 次，每日 1 剂。

【功效】疏肝和胃，降逆安胎。

【适应证】**妊娠呕吐（虚阳上越或胃火冲逆型）**。症见：恶心，呕吐，或食入即吐。

【临证加减】腰酸者，加炒杜仲 10g、续断 10g；夹痰者，加枇杷叶 10g、姜半夏 10g；便秘者，加瓜蒌仁 10g；呕吐明显，伴胃痛者，加煅白螺丝壳 15g。

【疗效】陈某，27 岁。早孕，呕吐恶心有 1 周，近 3 日来呕吐频作，每天 7~8 次，甚则食入即吐。以本方 2 剂后，呕吐次数明显减少，每天 3~4 次，5 剂后诸证改善，再调理 1 周，恶阻症状基本消除。

【来源】章勤. 何少山医论医案经验集. 上海：上海科学技术出版社，2007：234，119

🪷 三豆汤

扁豆 10~15g　大刀豆 10~15g　绿豆 10g

【用法】上药加水约 500ml 浸泡，煎时加青盐 1g　姜汁 2 滴，煎煮 20 分钟，取汁，少量频服。

【功效】健脾和胃，降逆止呕。

【适应证】**妊娠呕吐（脾虚气逆型）**。

【来源】张伯礼. 津沽中医名家学术要略. 北京：中国中医药出版社，2008：17

🪷 摄胎饮

黄芩 10g　白术 10g　砂仁 3g　苏叶 5g　白扁豆 15g　断续 10g

桑寄生 10g　菟丝子 10g

【用法】水煎服，每天 2 次，每日 1 剂。

【功效】和胃降逆，清热安胎。

【适应证】**妊娠呕吐（脾肾不足，胎气不固型）**。症见：妊娠后，恶心呕吐，不思饮食，剧者呕吐不能进食，或有腰酸坠痛，小腹隐痛。

【临证加减】体虚甚者，加黄芪 10g、党参 10g；阴道出血者，加阿胶 10g、艾叶 6g；呕吐者，加竹茹 10g、陈皮 10g；小腹阵痛者，加白芍 10g、炙甘草 5g。

【来源】董振华，李元，范爱萍. 祝谌予经验集. 北京：人民卫生出版社，1999：132

🪷 安胃饮

藿香 10g　苏梗 6g　厚朴 6g　砂仁 6g　竹茹 10g　半夏 10g　陈皮 10g　茯苓 10g　生姜汁 20 滴

【用法】水煎服，每天 2 次，每日 1 剂。

【功效】和胃降逆，止呕。

【适应证】**妊娠呕吐（胃虚气逆型）**。症见：恶心呕吐，饮食不下。轻者数日可以自愈，重者则呕吐严重，甚至滴水不下。

【疗效】姜某，31 岁，闭经 50 余天，近日恶心，呕吐，厌食，妊娠试验：阳性。诊断为妊娠恶阻，辨证属脾胃虚弱，给予安胃饮，3 剂后，恶心呕吐止，食欲增加。

【来源】北京中医医院，北京市中医学校. 刘奉五妇科经验. 北京：人民卫生出版社，2006：296，176

🪷 恶阻甲方

紫苏梗 4.5g　厚朴 3g　半夏 9g　陈皮 6g　砂仁 3g（后入）　公丁香 2.5g（后入）　柿蒂 9g　生姜 3g

【用法】水煎服，每天 2 次，每日 1 剂。

【功效】理气化痰，温中降逆。

【适应证】**妊娠呕吐（痰湿中阻型）**。症见：呕吐清稀痰涎。

【临证加减】若胃寒呕吐者,加灶心土 30g、刀豆 9g;兼脾虚者,加白术 9g;若夹肝郁者,加青皮 6g、川楝子 9g。

【来源】肖承棕,吴熙. 中医妇科名家经验心悟. 北京:人民卫生出版社,2009:78

恶阻乙方

竹茹 9g　枳壳 6g　陈皮 6g　半夏 9g　砂仁 3g(后下),白芍 9g　代赭石 18g(先煎),黄芩 9g　柿蒂 9g　左金丸 4.5g(分送)

【用法】水煎服,每天 2 次,每日 1 剂。

【功效】抑肝和胃,降逆止呕。

【适应证】妊娠呕吐(肝火犯胃型)。症见:呕吐酸腐物。

【来源】肖承棕,吴熙. 中医妇科名家经验心悟. 北京:人民卫生出版社,2009:78

紫苏和气饮

当归 12g　川芎 3g　炒白芍 10g　党参 12g　紫苏 6g　陈皮 6g　大腹皮 6g　黄芩 9g　白术 15g　砂仁 6g　甘草 3g

【用法】水煎服,每天 2 次,每日 1 剂。

【功效】补气养血,疏肝理气,健脾和胃。

【适应证】妊娠呕吐(气血不足,肝旺克脾型)。

【来源】胡国华,罗颂平. 全国中医妇科流派研究. 北京:人民卫生出版社,2012:207

健脾疏肝止吐方

炒白术 12g　炒山药 12g　姜竹茹 10g　藿香 10g　苏梗 10g　陈皮 6g　香橼皮 6g　绿萼梅 5g　佛手花 5g　砂仁 3g　生姜 5g

【用法】水煎服,每天 2 次,每日 1 剂。

【功效】健脾疏肝,和胃降逆止吐。

【适应证】妊娠呕吐(脾胃气虚型)。症见:妊娠后恶心呕吐,头晕,懈怠嗜睡,严重者米饭不下,食入即吐,甚则呕吐苦水,或挟血丝。

【临证加减】脾胃虚寒者，加党参10g、茯苓10g、半夏9g；肝胃有热者，加黄芩6g、黄连6g；呕吐伤阴者，加麦冬10g；严重呕吐者，加伏龙肝10g。

【来源】施杞. 上海历代名医方技集成. 上海：学林出版社，1994：916

安胎降逆汤

党参15g 炙黄芪15g 续断15g 炒白术12g 砂仁6g 紫苏子6g 黄芩6g 陈皮6g 紫苏梗10g 旋覆花（包煎）10g 山药20g

【用法】每天1剂，加水500ml，煎至150ml，少量多次饮服，以温服效佳，且均以姜汁为药引，服药后可漱口，少进糖果以防反胃。严重呕吐致电解质紊乱者，可同时配合输液治疗，治疗7~10天为一疗程，共1~2个疗程。

【功效】健脾和胃，安胎降逆。

【适应证】**妊娠剧吐（脾胃虚弱型）**。症见：恶心呕吐，食入即吐，吐出物为清水涎沫或食物，甚则呈淡褐色，伴神疲乏力，气短懒言，舌淡胖、苔薄白，脉细滑。

【临证加减】伴阴道流血者，加血余炭15g、棕榈炭15g、苎麻根30g；伴腰酸者，加桑寄生15g、杜仲12g、菟丝子12g。

【疗效】以本方治疗妊娠恶阻50例，痊愈41例（呕吐停止，临床症状消失，尿酮体检查连续3次阴性，B超检查胚胎发育正常），显效5例（配合输液支持治疗后临床症状消失，尿酮体检查连续3次阴性，B超检查胚胎发育正常），无效4例（综合治疗2疗程后，呕吐无改善，其余症状体征无变化），总有效率为92%。

【来源】赵姝. 安胎降逆汤治疗妊娠恶阻50例. 新中医，2008，40（1）：80

益妊汤

党参20g 苏梗15g 砂仁6g 姜竹茹12g 陈皮15g 白术10g 黄芩12g 生地黄20g 玉竹20g 知母15g 茯苓15g 炙甘草15g 生姜5片

【用法】每日1剂，水煎服取汁150~200ml，少量频服，7天为一疗程。服药期间忌辛辣油腻，禁一次服用大量汤药。

【功效】和胃降逆，健脾止呕。

【适应证】妊娠剧吐（脾胃虚弱型）。

【临证加减】若有胎动不安或胎漏者，加杜仲 10g、菟丝子 10g；若呕吐甚伤阴者，去砂仁、茯苓。

【疗效】以本方治疗妊娠剧吐 52 例，痊愈 47 例（呕吐症状消失，诸症消除，停药后无复发，饮食恢复正常，尿酮体阴性），好转 2 例（呕吐症状减轻或基本消失，但停药后又见复发，尿酮体改善），未愈 3 例（呕吐诸症均无改善或进行性加重），总有效率为 94.2%

【来源】宋晓健，宋夕元. 益妊汤治疗妊娠剧吐临床研究. 中医学报，2012，7（27）：889

参胶安胎饮

红参 8 ~ 12g　阿胶 25 ~ 30g　当归 30g　白芍 15g　黄芩 10g　白术 10g　泽泻 10g　艾叶 3g　茯苓 15g　川芎 10g　菟丝子 15g

【用法】水煎服，每天 2 次，每日 1 剂。

【功效】补气养血，健脾益肾，坚固冲任。

【适应证】妊娠诸疾（气血不足，冲任不固型）。

【临证加减】若先兆流产，阴道出血者，去川芎或减量 5g，再加鹿角胶 15 ~ 20g、杜仲 10g、桑寄生 10g、续断 10g；若出血量较多或出血时间较长者，加续断炭 20 ~ 30g、荆芥炭 5 ~ 10g、血余炭 5 ~ 10g、棕榈炭 5 ~ 10g；若有习惯性流产病史者，加鹿角胶 15 ~ 20g、桑寄生 10g、杜仲 10g；若妊娠高血压者，去红参，加杜仲 10g、生地黄或熟地黄 30g、菊花 12g、茯苓皮 30g、夏枯草 15g；若胎萎不长者，加鹿角胶 15 ~ 20g、黄芪 30g、杜仲 10g、桑寄生 10g；若气虚明显者，加黄芪 20 ~ 50g；若小腹胀痛者，加苏梗 10g、厚朴 5g、苏叶 5g、枳壳 5g；若腰臀部胀痛者，加杜仲 10g、桑寄生 10g；若兼腿部胀痛或有抽筋者，再加木瓜 15 ~ 20g；若恶阻呕吐者，加厚朴 5g、苏叶 5g，严重者，再加砂仁 3g。

【来源】王运泉. 王运泉验方医案. 北京：军事医学科学出版社，1999：62

增液安胎汤

西洋参 15g　山药 10g　生地黄 12g　麦门冬 12g　天花粉 12g　玄参 12g　当归 12g　白芍 12g　粳米 10g　葛根 10g　知母 10g　茯苓 10g

黄芩 10g　甘草 6g　大枣 10g

【用法】水煎服，分成 3 份。每次 150ml，每日 3 次，粳米汤送下。同时可以乌梅 3g，麦门冬 3g，芦根 10g，白蜜 3g，泡水代茶饮。

【功效】增液安胎。

【适应证】羊水不足（肺脾胃虚，阴液不足型）。

【疗效】闫某，28 岁，孕 24 周，超声印象：羊水太少；低置胎盘。以增液安胎汤每次 150ml，每日 3 次，粳米汤送下，另以乌梅 3g，麦门冬 3g，芦根 10g，白蜜 3g，代茶饮，至足月顺产一女婴。

【来源】张淑亭，等. 张淑亭延嗣医案. 石家庄：河北科学技术出版社，2003：209

🪷 牡蛎龙齿汤

牡蛎 15～30g　龙齿 12～18g　杜仲 15～30g　石决明 15～30g　女贞子 9～12g　白芍 9～12g　夏枯草 9～15g　桑寄生 9～15g　茯苓 9～12g　泽泻 9～12g

【用法】水煎服，每天 2 次，每日 1 剂。

【功效】镇肝潜阳，养血熄风，安胎。

【适应证】妊娠高血压病（肝肾不足，阴虚阳亢，痰湿内阻型）。症见：妊娠后血压高，舒张压在 > 90mmHg，蛋白尿阳性，水肿，头晕，头痛，恶心，脉象弦滑或细滑，舌质红绛。

【临证加减】水肿甚者，加车前草 15g、赤小豆 20g、猪苓 10g；若挟痰者，加竹沥半夏 10g、胆南星 10g、石菖蒲 10g、旋覆花 10g。

【疗效】以本方加减治疗 24 例，高血压显效（舒张压降低了 20mmHg 或舒张压降至 90mmHg 以内）18 例；有效（舒张压降低了 10～20mmHg）3 例；无效（舒张压降低在 10mmHg 以下）3 例。蛋白尿 14 例，显效（蛋白尿全部消退或减少 ++）15 例；有效（蛋白尿减少了 +）1 例；无效（蛋白尿无改善）1 例。水肿 18 例，显效（浮肿全部消退或减少 ++）17 例；无效（浮肿无改善）1 例。21 例先兆子痫患者经治疗后，无一例发展为子痫，有预防子痫发生的作用。

【来源】裘笑梅. 裘笑梅妇科临床经验选. 杭州：浙江科学技术出版社，1982：82

🪷 治子晕方

夏枯草 25g　菊花 15g　钩藤 15g　枸杞子 25g　杜仲 15g　大腹皮

30g 菟丝子30g 茯苓皮25g 黄芩15g 何首乌30g 天麻15g 酸枣仁30g

【用法】水煎服，每天2次，每日1剂。

【功效】育阴潜阳。

【适应证】**妊娠高血压病（肝阳上亢型）**。症见：妊娠期间头晕目眩，两下肢微肿，血压高，尿蛋白阳性，脉弦滑。

【疗效】鲍某，31岁，孕7月余，头晕目眩，伴有耳鸣、口苦、胸胁胀痛不适，两脚踝部轻微浮肿，舌红，苔薄黄，脉滑细。血压150/100mmHg，尿蛋白（+）。服本方3剂后觉头晕减轻，测血压：130/90mmHg，守上方3剂，巩固疗效。以后每周服3剂，以确保母子无恙。

【来源】门成福. 门成福妇科经验精选. 北京：军事医学科学出版社，2005：158

🌸 杀胚止痛止血消瘀汤

仙鹤草30g 茜草根12g 三七6g，五灵脂10g 三棱9g 莪术9g 刘寄奴15g 生地黄18g 牡丹皮15g 半枝莲30g 香附15g 延胡索18g 全蝎3g 赤芍15g 川芎9g 川牛膝9g 天花粉6g

【用法】每天1剂，水煎3次，取汁共600ml，分4次温服，每次150ml。以5天为1个疗程。治疗1~2个疗程。

【功效】杀胚止痛，止血消瘀。

【适应证】**异位妊娠（气滞血瘀型）**。

【疗效】杀胚止痛止血消瘀汤治疗异位妊娠16例，治愈14例（胚胎发育停止，症状、体征消失，B超示子宫双附件正常，血、尿绒毛膜促性腺激素阴性），有效2例（胚胎发育停止，症状消失，体征好转，包块缩小，血、尿绒毛膜促性腺激素阴性），总有效率100%。

【来源】贾曦，袁瑞兰，陶林芬. 自拟杀胚止痛止血消瘀汤治疗异位妊娠的疗效观察. 中国中西医结合杂志，2005（4）：302

🌸 益肝化瘀汤

枸杞子15g 菊花15g 熟地黄15g 山茱萸15g 桑寄生15g 续断15g 菟丝子15g 杜仲15g 当归15g 丹参30g 制大黄10g 黄

芩 10g　茯苓 10g　丹皮 9g

【用法】水煎服，每天 2 次，每日 1 剂。以 10 天为 1 个疗程，间歇 2～3 日后开始第 2 个疗程。

【功效】益气养血，活血化瘀。

【适应证】**妊娠期肝内胆汁淤积症（肝肾阴虚，血瘀型）。**

【临证加减】气虚者，加黄芪 30g、炙白术 15g；血虚者，加白芍 15g、何首乌 15g；湿热者，加茵陈 15g、泽泻 10g。

【疗效】益肝化淤汤治疗妊娠期肝内胆汁淤积症 83 例，治疗 2 个疗程后，痊愈 75 例，显效 71 例，有效 8 例，无效 1 例（未达到有效标准或加重），总有效率 98.8%。

【来源】时学芳，魏玉华，王春香. 益肝化瘀法治疗妊娠期肝内胆汁淤积症 83 例. 中国中西医结合杂志，2003（7）：552

🌸 黄芪腹皮汤

黄芪 30g　大腹皮 15g　白术 20g　当归 15g　茯苓 20g　党参 15g
山药 30g　泽泻 10g　车前草 15g

【用法】水煎服，每天 2 次，每日 1 剂。

【功效】健脾益气，行水利湿。

【适应证】**妊娠水肿（脾虚水泛型）。**症见：妊娠数月后，下肢浮肿，皮肤光亮，按之凹陷，四肢不温，疲倦乏力，气短懒言，面色淡黄，食欲不振，口淡无味，小便短少，大便稀溏，头晕，双足麻木感，舌淡、苔白而润，脉滑无力等。

【临证加减】如兼肾气虚，不能化气行水者，去党参、山药，加制附子 15g、白芍 15g、生姜 3 片；兼气滞者，去党参、山药，加香附 15g、乌药 10g；兼血虚者，加熟地黄 30g、阿胶 20g；兼胎动不安者，加杜仲 15g、桑寄生 20g；兼食欲不振者，加山楂 15g、神曲 15g。

【疗效】以本方治疗妊娠水肿 58 例，治愈 43（病情迅速好转，主要症状、体征消失，至分娩未再发生水肿），显效 14 例（服药后，病情迅速减轻，主要症状及体征消失，但停药后又复现水肿），无效 1 例（服药后诸症无变化，或者病情加重），总有效率为 98.3%。

【来源】胡永良. 黄芪腹皮汤治疗妊娠水肿 58 例. 河南中医，2004（9）：39

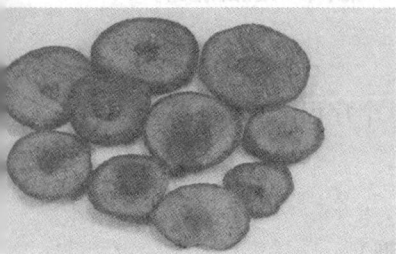

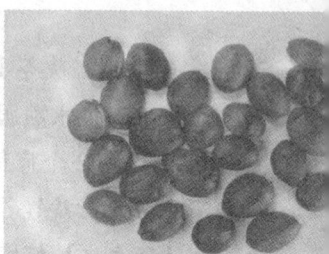

第十一章
先兆流产

先兆流产是指妊娠 20 周以前，阴道少量出血或同时伴有腰酸、腹痛、下坠等现象。导致流产的原因比较多，可以概括为婴儿因素和母体因素，具体例如孕卵异常，内分泌失调，胎盘功能失常，血型不合，母体全身性疾病，过度精神刺激，生殖器官畸形及炎症，外伤等，均可导致先兆流产。

本病的诊断要点是：①有停经史，并且常有孕后不节房事史，人工流产史，或有子宫肌瘤等病史；②妊娠 20 周内阴道少量流血，伴有或不伴腰酸腹痛等症状；③B 超示宫内妊娠，且与停经月份相符。

中医学认为本病的发病原因主要是气虚、肾虚、脾虚、肝气郁滞或血热等原因造成。妇女妊娠后，若气血虚则冲任不固，不能摄血保胎，脾虚则不能运化水谷精微而生血，致使冲任虚损，胎失所养。素体肾虚或孕后房事不慎，肾气耗伤，胎失固系而不得安。肝郁可致气机不畅，胎气受阻导致胎动不安。血热灼伤胎气则胎漏下血。治疗原则以安胎为根本，根据不同情况采用固肾调冲、益气养血、滋阴清热等方法。

🪷 寿胎饮加减

　　　续断 15g　菟丝子 20g　阿胶 15g　桑寄生 15g

【用法】水煎服，每天 2 次，每日 1 剂。

【功效】补肾安胎。

【适应证】**早期先兆流产（肾虚型）**。症见：妊娠 12 周内，阴道少量下血或腰酸，腹部坠胀作痛，妊娠试验阳性，B 超探查胎动、胎心搏动正常，并与停经月份相符。

【临证加减】出血多者，加苎麻根 12g、炒地榆 10g、侧柏炭 10g、仙鹤草 15g、女贞子 10g、旱莲草 10g；贫血者，加枸杞子 15g、制首乌 15g、熟地黄 15g；血热色暗黑、质黏者，加黄芩 6g、生地黄 10g、白芍 10g。

【疗效】寿胎饮加减方治疗早期先兆流产 72 例，治愈 58 例（血止胎安，兼症消失，疗程结束后，各项检查证实正常妊娠），好转 8 例（出血减少，兼症改善，各项检查为正常妊娠），无效 6 例（出血不止，甚至堕胎流产，或胎死腹中），总有效率为 91.7%。

【来源】郑慧颖. 寿胎饮加减方治疗早期先兆流产 72 例. 福建中医药，2008，(5)：39 −40

🪷 安奠两天汤

　　　党参 20g　熟地黄 15g　山药 15g　白芍 15g　炒杜仲 10g　枸杞子 15g　山茱萸 15g　白扁豆 20g　阿胶 10g　炙甘草 5g

【用法】水煎服，每天 2 次，每日 1 剂。至流产症状消失 2 周后可以停药。

【功效】补益脾肾。

【适应证】**先兆流产（脾肾两虚型）**。症见：孕后阴道出血，色淡质稀，腰酸膝软，头晕耳鸣，精神萎靡，眼眶黯黑。或面有黯斑，或肢体疲乏，或夜尿频多，或曾有堕胎不孕史，舌淡红或淡黯，苔薄，脉沉尺弱。

【临证加减】气血虚弱明显者，加黄芪10g、砂仁10g、陈皮10g；肾虚明显者，加菟丝子10g、桑寄生10g、炒续断10g；腹痛明显者，重用白芍10g；阴道出血多者，加海螵蛸10g、仙鹤草10g、煅龙骨10g、煅牡蛎10g；小腹下坠者，加升麻10g、白芍10g。

【疗效】安奠两天汤加味治疗体外受精－胚胎移植后脾肾两虚型先兆流产36例，痊愈31例（阴道出血停止，症状消失，观察2周后各项检查证实可继续妊娠），好转2例（阴道出血减少，症状改善，各项检查均为正常妊娠），无效3例（出血不止，甚至堕胎流产，或B超检查证实胎死腹中），总有效率为91.67%。

【来源】张旭宾，孙靖若. 安奠两天汤加味治疗体外受精－胚胎移植后脾肾两虚型先兆流产36例. 河南中医，2012（7）：918－919

🪷 加味补肾安胎饮

党参10g　白术10g　杜仲10g　续断10g　桑寄生10g　益智仁10g　阿胶10g　艾叶6g　菟丝子10g　补骨脂10g

【用法】水煎服，每天2次，每日1剂。

【功效】补阳益肾安胎。

【适应证】**先兆流产（肾阳虚型）**。症见：妊娠后小腹冷痛，腰酸腿软，白带下注，四肢不温，头眩健忘，面色晦暗，舌质淡润，脉象沉弱而缓。甚至小腹坠胀，阴道流血。

【临证加减】阳虚明显者，加巴戟天10g；脾虚有湿，白带量多者，加山药10g。

【来源】韩百灵. 百灵妇科. 哈尔滨：黑龙江人民出版社，1980：81

🪷 参芪胶艾汤

党参15g　黄芪24g　阿胶12g　艾叶炭1.2g

【用法】头煎加水约500ml，先泡20分钟，武火煮沸后，改小火再煮沸30分钟，取液约200ml；二煎，加水约400ml，武火煮沸后，改小火再煮沸30分钟，取液约200ml；两煎药汁混合后，阿胶另烊兑入搅匀，分成2份。口服（温服），每天2次，每日1剂。

【功效】补气摄血，引血归经。

【适应证】**先兆流产（气血不足，冲任不固型）**。本方也可用于气血亏虚型功血，症见月经量多如崩者。

【临证加减】若出血量多，或淋漓不净者，加地榆炭 15g、棕榈炭 15g、仙鹤草 30g、苎麻根炭 10g；若肾虚腰背酸楚者，加续断炭 20g、狗脊炭 10g、桑寄生 10g；若出血量多者，加牡蛎 20g、龟板 10g、煅龙骨 20g。

【疗效】郭某，17 岁，由于经期跋涉劳累过度，经量暴崩不止，腹痛喜按，兼见气血两虚脉证，以本方加止血固涩之品，3 剂后，经量明显减少，再服 5 剂，月经干净。

【来源】裘笑梅. 裘笑梅妇科临床经验选. 杭州：浙江科学技术出版社，1982：187，118

何氏安胎饮

党参 10g　焦白术 10g　苎麻根 10g　白芍 10g　菟丝子 10g　杜仲 10g　黄芩 10g　阿胶珠 10g　桑寄生 10g　山药 10g　旱莲草 10g　炙甘草 10g

【用法】水煎服，每天 2 次，每日 1 剂。

【功效】补肾固冲，益气安胎止血。

【适应证】**先兆流产（肾虚血热型）**。症见：胎动不安，胎漏下血，滑胎。

【疗效】吴某，26 岁。患者曾 2 次怀孕 3 个月后流产。现孕 4 月余，阴道流血半月。B 超检查：子宫内胚胎正常，孕囊旁见 3cm×5cm 液暗区。以本方加减 3 剂，出血止，腹痛除，仍以原方 4 剂，腰酸痛减轻，再用 14 剂，第二次 B 超复查，子宫内暗区已消失，随访顺产一男孩，母子均安。

【来源】章勤. 何少山医论医案经验集. 上海：上海科学技术出版社，2007：234，108

安胎方

防风 4.5g　枳壳 2.4g　当归 9g　白芍 12g　桑寄生 12g　续断 9g　党参 9g　白术 6g　荷叶蒂 9g　干姜 1.5g　大枣 5 个（切开）　　甘

草 3g

【用法】水煎服，每天 2 次，每日 1 剂。

【功效】补气健脾，安胎。

【适应证】**先兆流产（脾肾气虚型）**。症见：妊娠后腰腹疼痛，脉细弱。

【疗效】吴某，28 岁，妊娠 2 月，因负重登楼，腹痛阵作，腰痛难忍。以本方 3 剂后，腹痛即止，腰痛亦逐渐消失，共服药 5 剂，顺产一子。

【来源】邹云翔. 邹云翔医案选. 南京：江苏科学技术出版社，1981：323

🪷 补肾安胎汤

党参 10g　当归 10g　白芍 30g　菟丝子 30g　续断 20g　桑寄生 10g　女贞子 10g　旱莲草 10g　杜仲 15g　黄芩 10g　砂仁 6g　麦门冬 10g　甘草 5g

【用法】水煎服，每天 2 次，每日 1 剂。

【功效】补肾益脾，调养冲任。

【适应证】**先兆流产（肾脾虚弱，胎元不固型）**。症见：妊娠后腹痛下坠，腰酸足痛，或阴道少量出血，舌淡少苔，脉象沉细。本方也可用于习惯性流产患者，妊娠后预防流产发生。

【临证加减】腰腹坠胀者，加阿胶 10g（烊化）、鹿角胶 10g（烊化）。

【疗效】张某，39 岁，连续自然流产 3 次，孕至 2 个月时，腰腹下坠感，使用补肾安胎汤保胎防滑，后足月顺产一女婴。

【来源】张淑亭，等. 张淑亭延嗣医案. 石家庄：河北科学技术出版社，2003：216

🪷 固胎汤

甘草 3g　白术 30g　山药 15g　桑寄生 15g　党参 15g　熟地黄 30g　山茱萸 9g　枸杞子 15g　扁豆 9g　续断 9g　杜仲 9g　白芍 18g

【用法】水煎服，每天 2 次，每日 1 剂。

【功效】健脾补肾，安胎止痛。

【适应证】**习惯性流产（脾肾两虚型）**。症见：腰痛，小腹或坠或痛，脉沉弱无力，舌质淡，苔薄黄。本方也可用于防治滑胎或先兆流产。

【临证加减】腹胀痛者，加枳实 9g；小腹掣痛或阵发性加剧者，白芍用至 30g、甘草用至 15g；小腹下坠者，加升麻 9g、柴胡 9g；若胎动下血者，加阿胶 12g、旱莲草 30g、棕榈炭 9g、赤石脂 30g、仙鹤草 30g；若舌有齿痕，脉弱者，再加黄芪 18g；舌红苔黄，加黄芩 9g；口干咽燥者，去党参，加太子参 15g，或选加麦冬 12g、石斛 12g、玄参 15g；齿龈出血者，加仙鹤草 15g、旱莲草 15g；大便干结，加麻子仁 12g 或外用开塞露纳入肛门；若尿频短黄或浑浊者，加车前子 15g；若小便短少，小腹胀满或下肢肿，超声波检查提示羊水较多者，加泽泻 9g、茯苓 15g、川芎 9g、当归 9g、大腹皮 9g；带下量多，色黄者，加黄柏 9g；胸闷纳差者，加砂仁 9g、陈皮 9g；若呕恶明显者，可选加陈皮 9g、半夏 9g、竹茹 9g、生姜 9g；若畏寒肢冷，少腹发凉者，加肉桂 6g、制附子 9g（先煎）。

【疗效】曾某，29 岁，有 4 次流产史，本次怀孕 56 天，出现腹痛，用固胎汤加味，4 剂患者腹痛减轻继守前方，连服 20 剂。其后断续使用固胎汤，足月剖腹产一男婴。

【来源】刘云鹏，等. 中医临床家刘云鹏. 北京：中国医药科技出版社，2001：113

清热安胎饮

山药 15g　石莲 10g　黄芩 10g　黄连 5g　椿根皮 10g　侧柏炭 10g
阿胶 15g

【用法】水煎服，每天 2 次，每日 1 剂。

【功效】健脾补肾，清热安胎，止血定痛。

【适应证】**先兆流产（肾虚血热型）**。症见：妊娠初期胎漏下血、腰酸、腹痛。

【疗效】李某，30 岁，妊娠 48 天，腰腹痛，阴道有血性分泌物 3 天，诊为先兆流产，证属脾虚血热，拟清热安胎饮，3 剂后，腰腹痛缓解，阴道血性分泌物已止，继服 3 剂巩固疗效。

【来源】北京中医医院，北京市中医学校. 刘奉五妇科经验. 北京：人民卫生出版社，2006：297，180

保孕方

黄芩 9g　白芍 9g　白术 9g　续断 15g　菟丝子 12g　熟地黄 12g

砂仁 3g（后入）　　苎麻根 15g

【用法】水煎服，每天 2 次，每日 1 剂。

【功效】补肾健脾，清热安胎。

【适应证】**先兆流产（脾肾不足兼热型）**。症见：腹痛，阴道出血，腰酸或有习惯性流产史。

【来源】肖承棕，吴熙. 中医妇科名家经验心悟. 北京：人民卫生出版社，2009：78

调补冲任汤

　　红参 15g（或党参 30g）　　白术 9g　　茯苓 15g　　甘草 9g　　桑寄生 9g　　炒杜仲 15g　　黄芩 9g　　砂仁 3g　　白芍 15g

【用法】水煎服，每天 2 次，每日 1 剂。

【功效】调补冲任安胎。

【适应证】**先兆流产（冲任不固型）**。

【来源】胡国华，罗颂平. 全国中医妇科流派研究. 北京：人民卫生出版社，2012：395

生川麦安胎饮

　　生地黄 12g　　炒杜仲 12g　　续断 12g　　桑寄生 12g　　苎麻根 12g　　白术 12g　　苏梗 6g　　黄芩 6g　　麦冬 6g　　生甘草 3g　　南瓜蒂 2 枚

【用法】水煎服，每天 2 次，每日 1 剂。

【功效】养阴清热，滋肾安胎。

【适应证】**先兆流产（阴虚内热型）**。症见：妊娠腹痛、胎漏、胎动不安及滑胎。

【临证加减】若胎漏不止者，加侧柏炭 12g、地榆炭 12g、血余炭 12g、棕榈炭 12g、十灰丸（包）12g；若口干者，加石斛 12g；若习惯性流产者，加黄芪 12g、党参 12g。

【来源】胡国华，罗颂平. 全国中医妇科流派研究. 北京：人民卫生出版社，2012：433

助气安胎汤

党参 15g　黄芪 12g　白术 10g　白芍 10g　续断 10g　生地黄 12g
黄芩 10g　荷叶 15g

【用法】水煎服，每天 2 次，每日 1 剂。

【功效】补气安胎。

【适应证】**先兆流产（气虚不固型）**。症见：妊娠初期，阴道时有下血，色淡清稀，小腹下坠，腰酸腹胀，面色㿠白，神疲乏力，头眩恶寒，口淡纳呆。舌质淡红、苔薄白，脉弱。

【来源】北京市老中医经验选编编委会. 北京市老中医经验选编. 北京：北京出版社，1986：557

去湿安胎汤

茯苓 10g　白术 12g　山药 10g　白扁豆 15g　黄芩 10g　当归 10g
川芎 6g　白芍 10g　砂仁 6g　薏苡仁 10g　荷叶 15g　车前子 10g

【用法】水煎服，每天 2 次，每日 1 剂。

【功效】健脾化湿安胎。

【适应证】**先兆流产（湿浊内阻型）**。症见：妊娠腰酸，腿沉，小腹重坠，带下过多，或阴道出血，有泄泻、呕恶，或有带下病史，或体胖。舌淡、苔白或腻，脉濡滑。

【来源】北京市老中医经验选编编委会. 北京市老中医经验选编. 北京：北京出版社，1986：557

庞氏安胎汤

黄芩 10g　金银花 30g　蒲公英 30g　苏梗 15～20g　知母 30g　茯苓 30g　荷叶 10g　白术 10g　砂仁 6～10g　山茱萸 30g　白芍 10g
甘草 4g

【用法】水煎服，每天 2 次，每日 1 剂。

【功效】清热安胎。

【适应证】**先兆流产（血热型）**。症见：妊娠呕吐、妊娠腹痛、胎漏、胎动不安、滑胎、舌红，脉数。

【来源】胡国华，罗颂平. 全国中医妇科流派研究. 北京：人民卫生出版社，2012：476

保胎固本方

黄芪 10~20g　党参 9g　白术 9g　山药 12g　黄芩 9g　熟地黄 12g
砂仁 3g　阿胶 9g　续断 9g　桑寄生 15~30g　菟丝子 16g　杜仲 12g
旱莲草 30g　苎麻根 15g　南瓜蒂 5 枚

【用法】水煎服，每天 2 次，每日 1 剂。

【功效】健脾补气养血，清热固肾安胎。

【适应证】**先兆流产（肾虚型）**。症见：腰部酸胀、小腹下坠，头晕耳鸣，两腿酸软，小便频数，舌淡苔白或略黄，舌质偏红，脉滑或沉弱。

【临证加减】若小腹下坠明显，加升麻 10g；若阴道出血量多，选加棕榈炭 10g、侧柏炭 10g、贯仲炭 10g、地榆炭 10g、仙鹤草 10g；若阴虚血热者，加地骨皮 10g，以生地黄易熟地黄；若血热者，加椿根皮 12g。

【疗效】王某，29 岁，闭经 50 天，阴道出血 3 天，妊娠实验阳性。给予本方 3 剂后，出血停止，再予本方随症加减半月，后足月生产。

【来源】施杞. 上海历代名医方技集成. 上海：学林出版社，1994：893

加味寿胎丸

菟丝子 30g　桑寄生 30g　续断 10g　阿胶 15g（烊化）　党参 20g
炙黄芪 20g　白术 30g　熟地黄 20g　白芍 10g　苎麻根 30g

【用法】水煎服，每天 2 次，每日 1 剂，服至阴道出血停止后 1 周；习惯性流产者服药至流产月份后 2 周。并监测血绒毛膜促性腺激素及孕酮值，孕酮值每周测 1 次，血绒毛膜促性腺激素值每周测 2 次。

【功效】补肾健脾，益气止血，固胎。

【适应证】**先兆流产（肾虚冲任不固型）**。

【临证加减】气虚者，重用炙黄芪 30g；腹痛甚者，重用白芍 20g；出血较多者，加仙鹤草 30g、地榆炭 15g、旱莲草 30g；阴虚血热者，加黄芩 10g、生地黄 15g；腰酸痛较剧者，加杜仲 15g、狗脊 15g、补骨脂 15g；恶心呕吐者，加竹茹 15g、半夏 10g。

【疗效】以本方治疗先兆流产患者 75 例，痊愈 65 例（服药后血止胎安，兼证消失，观察 2 周后，各项检查证实正常妊娠），好转 6 例（漏红减少，兼症改善，各项检查为正常妊娠），无效 4 例（出血不止，甚至堕胎流产，或胎死腹中），总有效率为 94.67%。阴道出血停止时间最短者为 1 天，最长者为 15 天，平均 8 天；腰酸腹痛消失时间最短者为 3 天，最长者为 20 天，平均 11 天。

【来源】姜晶. 加味寿胎丸治疗先兆流产 75 例. 广西中医药，2009，32（5）：39 - 40

安胎饮

党参 20g　白术 15g　白芍 20g　山茱萸 20g　菟丝子 20g　续断 20g　杜仲 20g　巴戟天 20g　桑寄生 15g　马齿苋 20g　炮姜 10g　苎麻根 15g　甘草 3g

【用法】水煎服，每天 2 次，每日 1 剂。

【功效】健脾益肾，止血安胎。

【适应证】**先兆流产（脾肾虚损，气血不足型）。**

【临证加减】心烦发热者，加黄芩 15g；怕冷四肢不温者，加黄芪 20g、桂枝 20g；呕吐者，加陈皮 8g、砂仁 10g；小便频数者，加覆盆子 15g。

【疗效】以本方治疗先兆流产患者 63 例，治愈 54 例（临床症状消失，胎儿正常发育），占 85.7%；有效 6 例（阴道流血停止，但时有腰酸腹胀，胎儿 B 超监测正常），占 9.5%；无效 3 例（症状无改善，阴道流血增多，腹痛加重，胎儿流产或胎死腹中），占 4.8%；总有效率为 95.2%。有效安胎 60 例中，足月生产 56 例，占 93.3%；早产 4 例，占 6.7%。

【来源】胡再萍，杨兴良，杨蔚. 安胎饮治疗先兆流产 63 例. 四川中医，2012，30（8）：107 - 108

补肾安胎方

菟丝子 10g　杜仲 15g　桑寄生 10g　白芍 10g　山药 10g　山茱萸 10g　苏梗 6g　苎麻根 20g　莲子心 5g

【用法】水煎服，每天2次，每日1剂。

【功效】补肾养血，安神定志。

【适应证】**先兆流产（肾气不固型）**。

【临证加减】伴腰酸者，加炒续断10g；平素急躁易怒，情志不稳定，易心烦者，加钩藤15g；脾虚易便溏者，去山药、山茱萸，加炒白术10g、广木香6g；恶心欲呕者，加苏叶6g、黄连6g；怕冷者，加鹿角霜10g；出血时间较长者，加地榆炭10g。

【疗效】以本方治疗先兆流产患者30例，治愈25例（血止胎安，兼症消失，观察两周后，各项检查证实正常妊娠），好转3例（漏红减少，兼症改善，各项检查为正常妊娠），无效2例（出血不止，甚至堕胎流产，或胎死腹中），总有效率93.33%。所有病例均定期随访观察至14孕周左右复查B超，提示胎儿发育良好，胎心搏动正常，胎元稳固。

【来源】彭惠娟，牟晓霞. 补肾安胎方佐以宁心安神治疗早期先兆流产30例临床观察. 四川中医，2012，30（7）：104－105

🪷 益气固肾汤

党参15g 当归15g 白芍15g 熟地黄15g 杜仲15g 菟丝子15g 茯苓20g 白术12g 阿胶（烊）10g 炙甘草10g 柴胡6g

【用法】每天1剂，水煎，分早中晚3次温服。服药5剂后，改为每周3剂，早晚2次温服，服药1月后停药。

【功效】益气养血，固肾安胎。

【适应证】**先兆流产（肾气不固型）**。

【临证加减】出血量多者，去熟地黄，加生地黄炭10g、栀子炭10g、旱莲草10g；腹胀腹痛者，加紫苏梗10g、陈皮10g。

【疗效】以本方治疗先兆流产105例，痊愈96例（阴道出血停止，无腰腹疼痛，经B超等检查，胎儿发育正常，至足月分娩者），有效6例（阴道出血减少或停止，腰腹疼痛减轻，经B超等检查，胎儿发育正常，但仍有腰腹隐痛者），无效3例（阴道出血量增多，出现阵发性小腹疼痛，并有部分胚胎组织排出宫腔者），总有效率为97.1%。

【来源】柳建华，张正. 益气固肾汤治疗先兆流产105例. 新中医，2007，39（8）：76－77

🪷 安胎煎剂

菟丝子 30g　白术 12g　续断 15g　杜仲 12g　桑寄生 20g　砂仁 6g

炒黄芩 10g　黄芪 30g　党参 10g　阿胶 30g（烊化）　莲子须 15g

【用法】水煎服，每天 2 次，每日 1 剂。

【功效】健脾益气，补肾安胎。

【适应证】**先兆流产（脾肾两虚型）**。

【临证加减】肾阳虚者，将杜仲改为 20g；偏气虚，加升麻 6g；偏血虚，加熟地黄 12g、白芍 10g、熟首乌 15g；出血量多，加生地榆 20g、旱莲草 20g；腰痛甚，加补骨脂 12g；恶心呕吐，加竹茹 12g、苏梗 9g。

【疗效】以本方治疗先兆流产 60 例，有效 55 例（血止胎安，兼症消失，治疗结束 2 周后各项检查均证实为正常妊娠，或漏红减少，兼症改善，各项检查为正常妊娠），无效 5 例（出血增多，腹痛加重，施行清宫术），总有效率为 91.67%。

【来源】周艳艳，李潇，许雪梅. 安胎煎剂治疗先兆流产 60 例. 中医研究，2011，24（4）：38

🪷 抑抗安胎饮

干地黄 10g　炒当归 10g　白术 10g　白芍 10g　女贞子 10g　柴胡 6g　炒丹皮 10g　黄芩 10g　桑寄生 10g　苎麻根 30g　茵陈 30g　生甘草 6g

【用法】水煎服，每天 2 次，每日 1 剂。3 个月为 1 个疗程，服药期间避孕，此疗程结束后，嘱患者停止避孕，仍继续服药，再次用药至 12 周。

【功效】益肾养阴，清肝活血，调整机体的免疫功能。

【适应证】**习惯性流产（肾阴不足，肝旺血瘀型）**。

【疗效】以本方治疗 40 例，有效 35 例（抗体转阴或滴度下降，B 超示子宫内活胎），无效 5 例（抗体滴度未转阴或上升，再次妊娠流产），有效率 87.5%。

【来源】汤月萍. 抑抗安胎饮治疗 ABO 血型抗体致复发性自然流产的临床观察. 中国中西医结合杂志，2003（7）：548－549

🪷 加味三青饮

冬桑叶 30g　竹茹 12g　丝瓜络炭 6g　熟地黄 30g　山药 15g　杜仲 15g　菟丝子 9g　当归 6g　白芍 15g

【用法】水煎服，每天 2 次，每日 1 剂。

【功效】清热凉血，滋阴补肾。

【适应证】**习惯性流产（阴虚内热型）**。

【疗效】马某，前后 3 次流产史，素体虚弱，此次早孕 50 天，腰酸，浮肿隐痛，又恐流产。以本方加减服用 5 剂，腰酸减轻，腹痛消失，再服一月余，后足月分娩。

【来源】裘笑梅. 裘笑梅妇科临床经验选. 杭州：浙江科学技术出版社，198

🪷 保胎方

桑寄生 24g　续断 24g　菟丝子 30g　黄芩 15g　砂仁 6g　白术 15g

【用法】水煎服，每天 2 次，每日 1 剂。

【功效】固肾安胎。

【适应证】**习惯性流产（肾虚不固型）**。

【临证加减】若有阴道出血者，加生地黄炭 15g、地榆炭 12g；若腹痛者，加白芍 15g、甘草 6g；若纳差恶心者，加陈皮 12g、姜半夏 12g、竹茹 15g；若腹胀者，加苏梗 15g、木香 6g。

【来源】门成福. 门成福妇科经验精选. 北京：军事医学科学出版社，2005：333

🪷 补肾固胎散

桑寄生 5g　续断 5g　阿胶 5g　菟丝子 5g　椿根皮 15g

【用法】将上述药物共研细末，每服 10g，每月逢 1、2、3 日；11、12、13 日；21、22、23 日各服 1 次。

【功效】补肾安胎。

【适应证】**习惯性流产（肾虚冲任不固型）**。症见：妊娠期间腰部酸胀，小腹下坠，甚或有阴道下血，头晕耳鸣，两腿酸软，或有数次滑胎史，舌淡，苔白滑，尺脉沉弱。

【来源】北京中医医院，北京市中医学校. 刘奉五妇科经验. 北京：人民卫生出版社，2006：298

安胎防漏汤

菟丝子20g　覆盆子10g　杜仲10g　白芍6g　熟地黄15g　党参15g　棉花根10g　炙甘草6g

【用法】水煎服，每天2次，每日1剂。

【功效】温养气血，补肾固胎。

【适应证】习惯性流产（肾虚型），本方可用于预防流产发生。

【临证加减】如腰脊连及少腹、小腹坠胀疼痛者，加桑寄生12g、续断10g、砂仁3g、紫苏梗5g；阴道出血，量少色红，脉细数者，加荷叶蒂12g、苎麻根15g、黄芩10g、阿胶10g；如出血多色红者，去当归，加鸡血藤20g、旱莲草20g、紫珠10g；出血日久，淋漓黯淡，腹部不痛者，加桑螵蛸10g、鹿角霜20g、花生衣30g、党参加至30g。

【来源】胡国华，罗颂平. 全国中医妇科流派研究. 北京：人民卫生出版社，2012：548

培育汤

桑寄生12g　菟丝子12g　续断10g　炒杜仲10g　太子参10g　芡实15g　山药15g　山茱萸10g　石莲肉10g　升麻9g　熟地黄10g　苎麻恨10g　椿根皮10g

【用法】水煎服，每天2次，每日1剂。

【功效】补气养营，固肾安胎。

【适应证】习惯性流产（肾虚不固型）。

【临证加减】肾阳虚者，加补骨脂10g、鹿角胶10g；肾阴虚者，加女贞子10g、旱莲草10g、枸杞子10g、桑椹子10g、生地黄10g；血虚者，加当归10g、何首乌10g、阿胶10g；阴虚血热者，去熟地，加地骨皮10g、黄芩10g、生地黄10g；气虚者，加生黄芪12g、党参10g、白术10g、炙甘草5g。

【来源】胡国华，罗颂平. 全国中医妇科流派研究. 北京：人民卫生出版社，2012：75

🪷 习惯性流产丸

党参 30g　白术 30g　茯苓 50g　陈皮 30g　菟丝子 30g　枸杞子 30g　覆盆子 30g　沙苑子 30g　五味子 30g　续断 60g　杜仲 30g　生地黄 30g　熟地黄 30g　白芍 30g　肉苁蓉 60g　紫河车 60g　黄精 30g　黄芪 60g　仙鹤草 30g　阿胶（龟板胶或鳖甲胶亦可）30g

【用法】上述药物，共研细末，以蜜炼为丸，每丸重 10g，每服 1 丸，每日 2～3 次。孕前连服 2～3 月。

【功效】补益脾肾。

【适应证】习惯性流产（脾肾不固型）。

【来源】董振华，李元，范爱萍. 祝谌予经验集. 北京：人民卫生出版社，1999：133

🪷 **固胎方**

山茱萸 10g　熟地黄 10g　党参 10g　白术 10g　桑寄生 10g　菟丝子 10g　鹿角霜 10g　续断 10g　山药 20g　杜仲 10g　枸杞子 10g　阿胶 10g（烊化冲服）

【用法】水煎服，每天 2 次，每日 1 剂。

【功效】补肾健脾，滋阴益气，养血安胎。

【适应证】习惯性流产（脾肾不足，气血虚弱，胎元不固型）。症见：连续发生 3 次或 3 次以上自然流产者，大都发生在妊娠早期，且都在近乎相同的时间发生流产。孕妇阴道少量流血伴轻微的腹痛，腰酸、腰痛有下坠感。

【临证加减】气虚明显者，加炙黄芪 10g；阴虚甚者，加女贞子 10g、旱莲草 10g；伴妊娠剧吐者，加苏梗 10g、砂仁 6g。

【疗效】以本方治疗习惯性流产 40 例，治愈（未发生流产并孕至足月产子者）39 例，占 97.5%；未愈（先兆流产未控制而流产者）1 例，占 2.5%。

【来源】陈凤玉. 固胎方治疗习惯性流产. 四川中医，2009，27（5）：98

第十二章
产后子宫复旧不全

　　子宫在胎盘娩出后逐渐恢复到未孕前状态的过程，称子宫复旧，这个过程大约需要5~6周，若产后6周子宫仍未能恢复到非孕状态，称产后子宫复旧不全，或产后子宫复旧不良。子宫复旧不全的原因复杂，如由于部分胎盘、胎膜残留；子宫内膜炎或盆腔感染；子宫过度后倾，后屈，影响恶露排出；多胎妊娠，羊水过多，过大胎盘；也有因伴子宫肌瘤，子宫腺肌瘤，使子宫复旧功能受到障碍。计划生育人流术后或引产后阴道出血时间过长者，也可归于此病。

　　本病的诊断要点：①产后血性恶露持续10天以上仍淋漓不尽，或计划生育终止妊娠后出血超过10天以上，或血性恶露停止后又有脓性分泌物量流产，混浊或有臭味。可伴有腰痛，下腹坠胀，或小腹疼痛；②妇科检查：子宫大而软，可有轻度压痛；③B型超声检查，见到子宫较大且子宫腔内有残留胎盘或残留胎膜影像，则可确诊为胎盘残留或胎膜残留所致的子宫复旧不全。

　　本病属中医学"恶露不绝"、"恶露不下"、"产后腹痛"范畴。其病因主要是气虚血弱。临床常见证型有：气虚证、虚热证、血瘀证。根据恶露的量、色、质、气味，结合全身症状及舌脉来分辨寒、热、虚、实，分别采用补气、养阴、清热、化瘀等方法，达到固冲止血的目的。

黑神散

熟地黄 20~30g　当归 12g　炒蒲黄 15g　肉桂 3g　白芍 10g　炮姜 5g　甘草 5g　童便 30ml　黄酒 20ml

【用法】水煎服,每天 2 次,每日 1 剂。

【功效】暖血散瘀,固脱止血。

【适应证】**产后恶露不绝(寒滞血瘀型)**。症见:产后恶露量多,色紫黯成块,腹中阵痛,甚者晕厥;也可用于产后胎盘残留不下,腹胀阵痛者。

【临证加减】若疼痛剧烈,血块量多者,加五灵脂 9g;出血量多,头晕者,加党参 20g,甚至红参 10g。

【疗效】龚某,27 岁,产后 3 天,胎盘残留不下,少腹胀痛,大量恶露不止,以本方合生化汤 1 剂后,排除一块三指宽紫色血块,继进 2 剂血止痛除。

【来源】古容芳. 周炳文医疗经验集. 北京:新华出版社,1999:134

益母生化汤

益母草 15g　当归 24g　川芎 9g　桃仁 9g　炮姜 6~9g　甘草 6g

【用法】水煎服,每天 2 次,每日 1 剂。

【功效】养血活血,去瘀生新。

【适应证】**产后恶露不尽(血瘀型)**。症见:产后恶露不净,经行小腹疼痛,或人流、药流后腰痛、恶露不净,亦可用于崩漏不止并腹痛症。

【临证加减】腹痛甚者,加五灵脂 9g、延胡索 12g、川楝子 12g;小腹胀痛,加香附 12g、枳壳 9g、槟榔 12g、木香 9g;腰痛、血量少者,加牛膝 9g;血量多者,加续断 12g;腰胀者,加乌药 9g;有热,去炮姜,加牡丹皮 9g,热盛者,加苦参 9g、栀子 9g;气虚者,加党参 15g、黄芪 20g;有寒者,加桂枝 6g、艾叶 9g。

【疗效】李某,31 岁,月经前期,量多,小腹痛,用益母生化汤加减 2

剂，药后，经量明显减少，小腹疼痛减轻。守方 2 剂。腹痛渐止，经行 7 天即干净。

【来源】刘云鹏，等. 中医临床家刘云鹏. 北京：中国医药科技出版社，2001：6

产后生化汤

川芎 3g　当归 10g　红花 3g　益母草 3g　泽兰 3g　桃仁 1.5g　炙甘草 1.5g　炮姜 1.5g　南山楂 6g

【用法】水煎服，每天 2 次，每日 1 剂。

【功效】去瘀生新。

【适应证】**产后子宫复位不全（寒凝血瘀型）**。症见：产后小腹隐隐作痛，或有阴道出血，色暗，有小血块，产后恶露不净。

【疗效】仇某，28 岁，自然分娩后，阴道出血淋漓不止两个月。血色黑、有块，量时多时少，小腹痛。西医诊断：产后子宫复旧不全，服产后生化汤 5 剂后血止，后随访症状皆除。

【来源】北京中医医院，北京市中医学校. 刘奉五妇科经验. 北京：人民卫生出版社，2006：68

逐瘀清宫方

黄芪 30g　三棱 30g　莪术 30g　益母草 30g　当归 15g　川牛膝 15g　赤芍 15g　党参 10g　川芎 10g　水蛭 6g　肉桂 6g

【用法】水煎服，每天 2 次，每日 1 剂。

【功效】活血逐瘀，益气温阳，调冲止血。

【适应证】**产后子宫复旧不良（气滞血瘀型）**。症见：产后恶露不绝，本方也可用于治疗不全流产，月经后期，月经量少，经期延长、漏下、闭经属于血瘀者。

【来源】胡国华，罗颂平. 全国中医妇科流派研究. 北京：人民卫生出版社，2012：470

宣瘀固胞方

三七粉 3g　贯众 24g　益母草 15g　乌贼骨 15g　荆芥炭 3g

【用法】水煎服，每天 2 次，每日 1 剂。

【功效】宣瘀固胞，和血止血。

【适应证】**产后恶露不尽（瘀血内阻型）**。症见：产后瘀血停滞，小腹疼痛，恶露淋漓不绝。

【来源】肖承棕，吴熙. 中医妇科名家经验心悟. 北京：人民卫生出版社，2009：79

❀ 缩宫逐瘀汤

党参 15g　当归 6g　川芎 10g　生蒲黄（包煎）10g　五灵脂（包煎）10g　枳壳 15g　益母草 15g

【用法】水煎服，每天 2 次，每日 1 剂。

【功效】活血祛瘀。

【适应证】**产后恶露不绝（血瘀型）**。症见：产后恶露日久不净，色紫黯，有血块，或有烂肉样物排出，小腹疼痛拒按，或按之有块，舌质黯，或有瘀斑，脉沉细或沉涩。

【来源】肖承棕，吴熙. 中医妇科名家经验心悟. 北京：人民卫生出版社，2009：467

❀ 恶露不绝方

阿胶（烊化兑服）30g　灶心土 60g　龙骨 30g　牡蛎 30g　山茱萸 15g　乌贼骨 12g　地榆 15g　血余炭 9g　棕榈炭 15g

【用法】水煎服，每天 2 次，每日 1 剂。

【功效】补血养血，收敛止血。

【适应证】**产后恶露不净（血虚不固型）**。症见：产后恶露淋漓不尽，血色绛红而无瘀块。

【临证加减】气虚者，加人参 12g。

【来源】胡国华，罗颂平. 全国中医妇科流派研究. 北京：人民卫生出版社，2012：579

❀ 加味佛手散

当归 30～60g　川芎 15～30g　莲房 45g　益母草 10g　炮姜 5g

丹皮 10g　桃仁 10g　制大黄 10g

【用法】水煎服，每天 2 ~3 次，每日 1 剂。

【功效】化瘀止血。

【适应证】**药流后组织残留、宫腔积血，子宫内膜炎（瘀血内阻型）。**本方也可以用于产后胞衣不下。症见：阴道流血淋漓不止，腹痛。

【疗效】黄某，20 岁，妊娠 75 天，阴道流血量少色鲜红，淋漓不尽已 20 余天，突发腹痛剧烈，血量骤增，夹杂血块，血多似崩，西医诊断为：不全流产，急投加味佛手散一剂，次日清晨下肉膜样血块（蜕膜蜕变），出血减少；再进 3 剂，出血减少将净，腹痛消失。

【来源】章勤. 何少山医论医案经验集. 上海：上海科学技术出版社，2007：256，13

益冲补肾汤

炒山药 30g　海螵蛸 10g　益母草 10g　生黄芪 30g　党参 15g　白术 10g　续断 10g　羌活 9g　鹿角霜 10g　炙甘草 6g

【用法】水煎服，每天 2 次，每日 1 剂。

【功效】补益冲任。

【适应证】**人流术后腰痛（肾气虚型）。**症见：小腹坠胀，腰骶隐痛，不耐劳动，恶露量少，色浅，头晕气短，乏力多汗等。

【疗效】王某，28 岁。人工流产 10 天后自觉腰骶隐痛，拟益冲补肾汤 7 剂，药后腰骶痛减，可下床活动，尾骶下坠感消失，恶露已尽。

【来源】吴大真，乔模. 现代名中医妇科绝技. 北京：科学技术文献出版社，2000：138

止血方

杜仲 12g　续断 12g　人参 4.5g　当归 9g　白芍 9g　阿胶 9g（烊化冲入）　川芎 1.2g　荆芥炭 2.4g　乌贼骨 9g　艾绒炭 4.5g　五灵脂 3.6g（包煎）　蒲黄炭 3g（包煎）　炙甘草 4.5g　震灵丹 6g（吞服）

【用法】水煎服，每天 2 次，每日 1 剂。

【功效】补肾健脾，固冲止血。

【适应证】**流产后阴道出血（脾肾气虚型）**。症见：人流术后阴道出血不止，量不多，迁延不愈。腰酸痛，精神疲乏，面色萎黄，舌淡，脉细软。

【疗效】申某，30岁，连续滑胎。妊娠两个半月，再次流产并行刮宫术，术后阴道出血不止，以本方5剂，阴道出血止。

【来源】邹云翔. 邹云翔医案选. 南京：江苏科学技术出版社，1981：326

🪷 人流生化汤

全当归9g　川芎3g　桃仁3g　红花3g　炮姜3g　泽兰6g　益母草6g　盐炒茴香6g　炙甘草3g　炒荆芥穗6g　焦山楂6g　老黄酒15g

【用法】水煎服，每天2次，每日1剂。

【功效】活血逐瘀。

【适应证】**人流术后腹痛（瘀血留滞型）**。症见：人流术后小腹刺痛或胀痛，阴道出血，色暗。

【疗效】董某，27岁，人流术后腰痛、小腹胀痛加重，伴有阴道出血，量少色暗。妇科检查：双侧附件增厚。西医诊断：①慢性盆腔炎；②人流术后阴道出血原因待查。给予人流生化汤6剂，药后阴道出血止，腰骶刺痛减，少腹胀痛轻，无下坠感。再以上方为基础服6剂，妇科多次检查双侧附件基本正常。

【来源】吴大真，乔模. 现代名中医妇科绝技. 北京：科学技术文献出版社，2000：139

🪷 环宁安冲汤

生地黄15g　茜草12g　山药15g　白芍30g　白头翁15g　生龙骨30g　生牡蛎30g　白芷12g　乌贼骨15g　椿根皮15g　地榆15g　仙鹤草15g　甘草10g

【用法】水煎服，每天2次，每日1剂。

【功效】清热凉血祛瘀，收敛止血止带，养阴缓急止痛。

【适应证】**节育器不良反应（瘀热阴伤型）**。症见：上环后月经过多，经期延长，周期中点滴出血，并伴有腰腹疼痛、白带异常。

【临证加减】气虚者，加黄芪15g、党参10g；白带多者，加薏苡仁15g、冬瓜仁10g；若小便黄少者，加车前子10g。

【来源】胡国华，罗颂平. 全国中医妇科流派研究. 北京：人民卫生出版社，2012：578

固环止血方

茜草15g　生蒲黄15g（包）　炒白芍15g　生地黄15g　三七粉3g（冲）　黄芩9g　党参18g　黄芪15g　续断15g　乌贼骨30g　仙鹤草30g　甘草6g　熟地黄15g　地榆30g

【用法】在预计出血前4~5天内服用，水煎温服，每天2次，每日1剂，连服10天。

【功效】祛瘀清热、固经止血。

【适应证】**放环后出血（瘀血阻滞型）**。症见：放环后出现月经量多，或经期延长，或周期提前，或不规则阴道出血。可伴有小腹疼痛，血色紫暗有块；或伴心烦口渴，小溲短黄；或伴乳房、少腹胀痛；或伴头晕、心悸、乏力。舌苔或黯、或黄、或白；脉或沉弦、或滑数、或无力。

【疗效】固环止血方治疗放环后出血66例，治愈41例（月经周期、经量、行经期恢复正常，维持3月以上），好转21例（月经周期恢复正常，经量明显减少，行经期缩短，但不能维持3月以上），无效4例（月经周期、经量及行经时间无变化），总有效率为94%。

【来源】许振燕，王钦茂. 固环止血方治疗放环后出血96例. 河南中医，2002（2）：47

清残汤

党参15g　白术10g　当归10g　川芎10g　桃仁10g　三棱10g　莪术10g　益母草30g　桂枝6g　水蛭6g　炮姜炭6g　牛膝15g

【用法】煎汤口服，日1剂，早晚饭后1小时各服150ml。嘱患者服药期间注意观察阴道出血量，如出血量超过月经量时，应及时行清宫术。

【功效】益气化瘀，消癥调经。

【适应证】**宫内组织残留（气虚血瘀，瘀血内阻型）**。

【临证加减】若阳气虚者，加肉桂5g、附子3g；若瘀滞化热者，加牡丹皮10g。

【疗效】以本方治疗宫内组织残留72例，治愈64例（无阴道出血、腹痛等临床症状，B超提示宫腔内无残留物），4例因出血过多超过月经量而行急诊清宫；无效4例（阴道出血停止或不止，有或无腹痛，但B超提示宫腔内仍有残留物）。治愈率88.9%。治愈患者中服药最多21剂，最少5剂，平均10剂。

【来源】柯忠妹，盛晓园.清残汤治疗宫内组织残留72例.山东中医杂志，2010，29（12）：827－828

🪷 排异汤

当归30g　川芎15g　大腹皮10g　枳壳15g　丹参25g　赤芍10g
红花9g　川牛膝10g　车前子10g

【用法】水煎服，每天2次，每日1剂，共服7剂。

【功效】活血化瘀。

【适应证】**药流不全阴道流血（气滞血瘀型）。**

【临证加减】腹冷痛者，加乌药10g、延胡索10g、肉桂3g；腰骶痛甚者，加杜仲10g、续断10g、补骨脂10g；出血量多者，加益母草10g、茜草10g。

【疗效】以本方治疗药流不全阴道流血40例患者，治愈36例（腹痛消失，阴道有残留物排出，出血停止，B超复查宫内无残留物），显效2例（腹痛减轻，出血基本消失，阴道虽有残留物排出，但B超检查宫内尚有残留物，但面积减小，继续服药可完全排出），无效2例（治疗前后病情无变化），有效率95%。

【来源】刘鸿雁.排异汤治疗药流不全阴道流血临床观察.中医学报，2011，9（26）：1118－1119

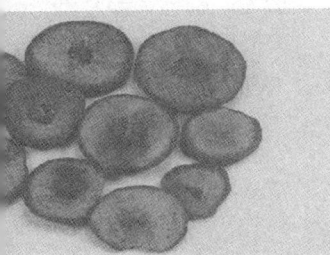

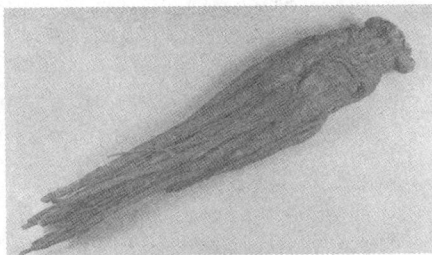

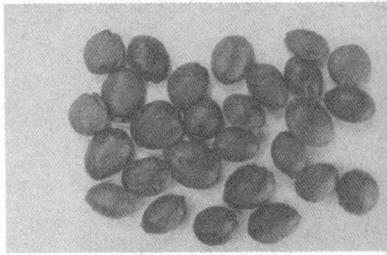

第十三章

产褥感染

　　产褥感染是指分娩时及产褥期生殖道受病原体感染，引起局部和全身的感染，其发病率为 1% ~7.2%，是产妇死亡的四大原因之一。

　　本病的诊断要点：①有孕期卫生不良、胎膜早破、严重贫血、产科手术操作、产后出血史；②有发热症状，体温超过38℃或持续高热不退；可以伴有腹痛，恶露不绝；③妇科检查，会阴、阴道、宫颈局部或伤口感染时，局部可见红肿、化脓、伤口边缘裂开，压痛；出现子宫内膜炎及子宫肌炎时，子宫有明显触痛，大而软，宫旁组织明显触痛、增厚，或触及包块，有脓肿形成时，肿块可有波动感；④化验血常规：白细胞及中性粒细胞升高。

　　依据本病的临床表现特点，属于中医学"产后发热"、"产后腹痛"的范围。其基本病机为热邪为患，正虚邪实夹有瘀血。清热解毒，凉血化瘀是本病的基本治则。本病传变迅速，在病情危重时需中西医结合治疗。

芩连半夏枳实汤

半夏9g　黄芩9g　黄连6g　枳实9g　杏仁9g　陈皮9g　郁金9g
厚朴9g　当归24g　川芎9g　桃仁9g　蒲黄9g　益母草15g

【用法】水煎服，每天 2 次，每日 1 剂。急性发热，加大剂量，每日 2 剂。

【功效】清热除湿，活血化瘀。

【适应证】**产后发热（湿热壅滞型）**。症见：发热，腹痛，恶露不尽，色暗量少，舌质红，苔黄腻，脉弦滑数。本方也可用于急性盆腔炎，发热，带下色黄量多者。

【临证加减】兼恶寒、头痛鼻塞者，加柴胡9g、苏叶9g、荆芥9g；若热甚伤津，舌红口渴者，加石斛15g、玉竹12g、天花粉12g；若心慌气短，舌淡脉弱者，酌减厚朴、陈皮，再加党参15g、甘草6g；若兼食积纳呆者，加焦山楂12g；若大便秘结者，加大黄9g；若恶露已尽，无腹痛等瘀血证候者，去当归、川芎、桃仁。

【疗效】刘某，28 岁，患者产后 1 周发热，体温在 39℃ ~ 39.5℃ 之间，恶露未净，色暗量少，大便秘结，查血：白细胞计数 18×10^9/L，中性粒细胞 0.82。给予芩连半夏枳实汤 2 剂，一日服尽，体温降至 37℃ （腋下），腹痛消失，恶露减少，守上方再进 2 剂，一日服完。体温正常，恶露已尽，余症悉除。

【来源】刘云鹏，等. 中医临床家刘云鹏. 北京：中国医药科技出版社，2001：140

解毒通脉汤

桃仁10g　大黄6g　水蛭6g　虻虫6g　金银花藤30g　生石膏24g
丹皮6g　连翘15g　栀子10g　黄芩10g　延胡索6g　赤芍6g

【用法】水煎服，每天 2 次，每日 1 剂。

【功效】清热解毒，通脉止痛。

【适应证】**产后急性血栓性静脉炎（气血壅热型）**。症见：产后下肢红肿热痛，发热。

【疗效】杨某，34岁，产后16天，恶寒发热右侧腿痛已4天。检查：体温37.9℃，面红赤，痛苦表情，右腿活动受限，皮肤灼热，明显肿胀，表皮色红赤，小腿部腓肠肌压痛明显。血查白细胞10.6×10^9/L。右下肢深层栓塞性静脉炎。服解毒通脉汤1剂后，疼痛减轻，按上方继服3剂后，体温正常，小腿疼痛减轻，仅大腿部疼痛胀未减。继续治疗1个多月，腿痛完全消失。

【来源】北京中医医院，北京市中医学校．刘奉五妇科经验．北京：人民卫生出版社，2006：299，266

附：产后其他疾病

牡蛎龙齿汤

肉桂末1.2g　车前子15g　生黄芪12g　冬葵子12g

【用法】头煎加水约500ml，先泡20分钟，武火煮沸后，改小火再煮沸30分钟，取液约200ml；二煎，加水约400ml，武火煮沸后，改小火再煮沸30分钟，取液约200ml；两煎药汁混合后，冲入肉桂末，分成2份。每天2次，每日1剂。

【功效】益气通阳，利尿。

【适应证】**产后小便不通（肾气不足，水道闭塞型）**。症见：产后排尿困难，少腹胀痛，甚则小便闭塞不通。

【临证加减】若产后恶露未尽者，加当归10g、川芎10g；肾虚较甚者，加杜仲10g、牛膝10g、桑寄生10g；膀胱郁热者，加淡竹叶10g、木通6g、益元散6g。

【疗效】胡某，30岁，产后十天，一般情况良好，唯感排尿困难，经导尿、理疗、针灸等治疗，均未见效，改服本方，3剂后小便已能自解，较通畅，再进4剂而痊愈。

【来源】裘笑梅．裘笑梅妇科临床经验选．杭州：浙江科学技术出版社，1982：93

加味桂车汤

生黄芪 10g　　肉桂末 1.5g　　车前子 10g　　忍冬藤 15g　　冬葵子 10g
淡竹叶 4g　　木通 5g

【用法】水煎服，每天 2 次，每日 1 剂。

【功效】益气温阳利水。

【适应证】**产后小便不通（气虚水停型）。**

【疗效】汪某，35 岁，分娩后尿潴留 25 天，少腹拘急胀痛，小便混浊，点滴难出，畏寒，恶露尚未净，脉濡细无力，苔薄白，质淡紫。自拟桂车汤服 1 剂后，小便即能自排而杨行，少腹作胀除。

【来源】董建华. 中国现代名中医医案精华. 北京：北京出版社，1990，64

清热除痹汤

金银花藤 30g　　威灵仙 10g　　清枫藤 15g　　海风藤 15g　　络石藤 15g
防己 10g　　桑枝 30g　　追地风 10g

【用法】水煎服，每天 2 次，每日 1 剂。

【功效】清热散湿，疏风活络。

【适应证】**产后身疼（气血两虚，营卫失和型）。** 症见：产后身体关节疼痛，或有红肿热痛，舌红，苔黄，脉滑。

【疗效】万某，32 岁，产后四肢关节胀痛 3 个多月，舌质红，舌苔薄黄，脉象弦滑。给予清热除痹汤，药后关节疼痛减轻，仅感全身发胀。再加威灵仙、路路通、桑枝各 10g，3 剂后，诸症消失。

【来源】北京中医医院，北京市中医学校. 刘奉五妇科经验. 北京：人民卫生出版社，2006：300，224

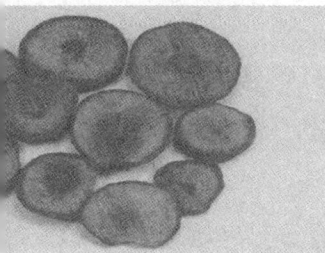

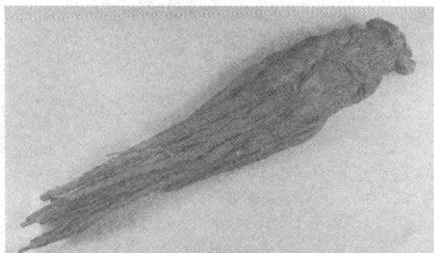

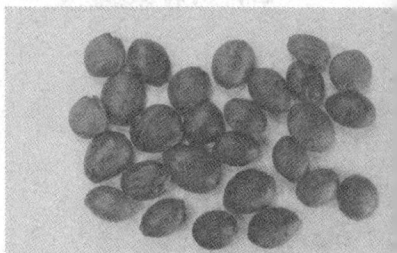

第十四章

阴道炎

阴道炎是指病原体侵入阴道导致的阴道黏膜产生的炎症。根据病因分为细菌性阴道病、滴虫性阴道炎、外阴阴道假丝酵母菌病、老年性阴道炎等。老年性阴道炎见于绝经后，其他的可见于各年龄组。阴道炎是妇科门诊最常见的疾病之一。

本病的诊断要点：①带下增多，白带的形状发生改变，外因阴道瘙痒，灼痛，感染累及尿道时，可有尿急、尿痛、尿频等症状；②妇科检查，阴道黏膜充血，分泌物异常，滴虫性阴道炎分泌物呈黄色泡沫状；外阴阴道假丝酵母菌病分泌物为豆腐渣样；老年性阴道炎分泌物为脓样或黄水样；③阴道分泌物常规检查可发现滴虫、念珠菌、线索细胞等。

根据临床表现，以带下量多，伴有色、质、气味异常为特征，本病属于中医学带下过多证。主要病机是湿邪伤及任带二脉，使任脉不固，带脉失约。由于湿邪是导致本病的主要原因，除湿是治疗的基本原则。根据带下的量、色、质、气味的异常，结合局部及全身症状、舌脉、病史等进行分析，辨别寒热、虚实，根据辨证情况遣方用药。一般治脾宜运、宜升、宜燥；治肾宜补、宜固、宜涩；湿热、湿毒宜清宜利。本病的治疗，在口服中药的同时，配合外治法，效果更好。

🌸 清支汤

蒲公英 15g　黄芩 6g　黄柏 10g　土茯苓 15g　地肤子 15g　车前子 10g　莲子心 10g　白术 10g　山药 10g　黄芪 15g　杜仲 10g　白及 10g

【用法】水煎服，每天 2 次，每日 1 剂。10 天为 1 个疗程。

【功效】益肾养阴，清热化湿，解毒止痒，健脾安胎。

【适应证】**孕期解脲支原体感染（湿热内蕴型）**。症见：不同程度小腹痛或坠胀不适、腰酸、白带增多、阴痒或有性交出血或伴有脓性臭味白带；妇科检查：宫颈充血、水肿。

【临证加减】下腹胀痛、腰酸者，加白芍 10g、升麻 10g；纳差、上腹胀者，加生麦芽 10g、山楂 10g、沉香 8g。

【疗效】清支汤治疗孕期解脲支原体感染 90 例，治愈 52 例（临床症状及体征消失，病原体培养结果 3 次阴性），有效 26 例（临床症状及体征基本消失，病原体培养结果 1～2 次阴性或阳性），无效 12 例（症状及体征存在或加重，病原体培养 3 次阳性），总有效率 86.67%。

【来源】张红花. 清支汤治疗孕期解脲支原体感染 90 例. 中国中西医结合杂志，2005（2）：161－162

🌸 补肾固带汤

芡实 15g　桑螵蛸 12g　党参 15g　制附子 3g　煅牡蛎 30g　赤石脂 12g　煅龙骨 12g　白鸡冠花 12g

【用法】水煎服，每天 2 次，每日 1 剂。使用内服药时，可以配合外洗。外洗方：黄柏 6g，紫苏 6g，皮肤过敏者，加蛇床子 30g，感染者，加苦参 9g，顽固者，加狼毒 10g，泡水外洗。

【功效】补肾固涩，清热止带。

【适应证】**阴道炎（脾肾两虚型）**。症见：白带绵绵质稀，腰酸软无力，小腹清冷，小便频数而清长。本方也可用于老年性阴道炎及宫颈炎。

【临证加减】若产后恶露未尽者，加当归 10g、川芎 10g；肾虚较甚者，加杜仲 10g、牛膝 10g、桑寄生 10g；膀胱郁热者，加淡竹叶 10g、木通 6g、益元散 6g。

【疗效】王某，35 岁，带下清稀量多，无臭味，腰酸畏寒；妇科检查，宫颈轻度炎症，以本方治疗，10 剂后带下已除。

【来源】裘笑梅. 裘笑梅妇科临床经验选. 杭州：浙江科学技术出版社，1982：195，131

邹氏带下方

紫河车 9g　党参 18g　龙眼肉 12g　何首乌 12g　生地黄 12g　白蒺藜 9g　菊花 12g　珍珠母 15g　白芍 9g　肉苁蓉 9g　黑芝麻 15g　南沙参 12g　石斛 12g　黄连 0.6g　黄芩 3g　二至丸 12g　阿胶 9g（烊化兑入）　绿萼梅 9g　鸡子黄 1 个（冲入）　炙甘草 3g

【用法】水煎服，每天 2 次，每日 1 剂。

【功效】补气养血，固崩止带。

【适应证】**老年性阴道炎（气血两虚，阴虚阳亢型）**。症见：带下如崩，量多色白，或淡黄，无异味，舌红绛，脉细弦。兼有虚阳上亢，头晕失眠，面赤等症。

【疗效】罗某，52 岁，多胎生育后结扎二十余年，白带量多如小便，西医诊断为"尿道炎、宫颈炎"，经以本方治疗共 45 剂，诸症减轻，再进 10 剂得愈。

【来源】邹云翔. 邹云翔医案选. 南京：江苏科学技术出版社，1981：315

门氏止带方

金银花 30g　薏苡仁 30g　芡实 24g　鸡冠花 30g　茯苓 15g　扁豆花 30g

【用法】水煎服，每天 2 次，每日 1 剂。

【功效】清热利湿止带。

【适应证】**阴道炎（湿热型）**。症见：白带量多，色白或黄，质黏稠，臭秒。舌苔白腻微黄，脉滑数等。

【临证加减】若带下色不黄，无臭味者，去金银花，加炒山药30g、白术15g；带下色红夹有血丝，加炒地榆30g、荆芥炭6g、贯众炭24g。

【来源】门成福. 门成福妇科经验精选. 北京：军事医学科学出版社，2005：333

❀ 白带汤

党参15g 白参15g 白术30g 茯苓30g 苍术30g 山药30g 煅龙骨30g 升麻10g 甘草5g

【用法】水煎服，每天2次，每日1剂。

【功效】健脾燥湿，补气收敛。

【适应证】**阴道炎（脾虚湿胜型）**。症见：带下清稀，色白量多，无气味，神疲乏力，纳少便溏。舌质淡，舌苔白，脉沉弱。

【临证加减】阳虚较重者，加炮姜10g、附子（先煎）10g。

【疗效】李某，27岁，婚后2年不孕。带下清稀，色白量多，月经后期，量少色淡，经期腹痛而冷。拟白带汤连服1个月，带下已愈，肢温神爽，大便正常，经闭未行。尿妊娠试验：阳性。

【来源】张淑亭，等. 张淑亭延嗣医案. 石家庄：河北科学技术出版社，2003：8

❀ 金银花止带汤

鸡冠花15g 扁豆花15g 苎麻根15g 鱼腥草15g 车前子10g 泽泻10g 薏苡仁15g 茯苓15g 山药15g

【用法】水煎服，每天2次，每日1剂。

【功效】清肝脾，利湿热。

【适应证】**阴道炎（湿热下注型）**。症见：白带质稠而黏或带黄色，或腥浊秽臭，或见阴痒，或兼小便灼痛，可伴有头晕，倦怠，胸闷，腰痛，舌质红、苔黄腻，脉濡数。

【来源】胡国华，罗颂平. 全国中医妇科流派研究. 北京：人民卫生出版社，2012：538

❀ 补中固带丸

黄芪15g 党参15g 白术10g 茯苓15g 山药15g 炙甘草5g

芡实15g　莲子10g　金樱子10g　车前子8g　泽泻10g　薏苡仁15g
砂仁3g　煅牡蛎15g　煅龙骨15g　鸡冠花10g　扁豆花12g　升麻3g
柴胡3g

【用法】水煎服，每天2次，每日1剂。

【功效】健脾助运，除湿止带。

【适应证】**阴道炎（脾虚型）**。症见：带下色淡白，量多稀清，面色苍白，神疲肢乏，腹胀便溏，或下肢浮肿，舌质淡白，脉缓无力。

【来源】胡国华，罗颂平. 全国中医妇科流派研究. 北京：人民卫生出版社，2012：538

滋肾止带汤

熟地黄15g　山药12g　山茱萸10g　枸杞子10g　茯苓10g　金樱子10g　芡实15g　鱼鳔10g　菟丝子15g　煅龙骨15g　煅牡蛎15g　沙苑子10g

【用法】水煎服，每天2次，每日1剂。

【功效】滋肾益阴，固精止带。

【适应证】**阴道炎（肾阴虚型）**。症见：白带清稀，淋漓不止，腰膝疼痛，头晕耳鸣，精力疲乏。手足心热，大便干涩，舌红少苔，脉沉细热。

【来源】胡国华，罗颂平. 全国中医妇科流派研究. 北京：人民卫生出版社，2012：538

暖肾固真丸

熟地黄30g　山药30g　茯苓30g　山茱萸30g　煅牡蛎45g　远志20g　菟丝子45g　补骨脂45g　巴戟天45g　胡芦巴30g　金樱子45g　禹余粮60g　阳起石60g　淫羊藿30g　锁阳30g　鹿角胶30g　续断30g　杜仲45g　肉桂15g

【用法】将上药，洒湿后蒸熟晒干，研末，炼蜜为丸。每丸重10g，早晚各服1丸。

【功效】温补元阳，益肾止带。

【适应证】**阴道炎（肾阳虚型）**。症见：白带清稀，淋漓不止，腰膝痛，头晕耳鸣，精力疲乏。肢冷、小便清长，舌苔淡白，脉沉迟或尺弱。

【来源】胡国华，罗颂平. 全国中医妇科流派研究. 北京：人民卫生出版社，2012：538

🪷 清宫解毒饮

土茯苓20g　鸡血藤20g　忍冬藤20g　薏苡仁20g　丹参15g　车前草10g　益母草10g　甘草6g

【用法】水煎服，每天2次，每日1剂。

【功效】清热利湿，解毒化瘀。

【适应证】子宫颈炎、阴道炎（湿热蕴结型）。症见：带下量多，色白或黄，质稠秽浊，阴道灼痛或辣痛者。

【临证加减】如带下量多，色黄而质稠秽如脓者，加马鞭草15g、鱼腥草10g、黄柏10g；发热口渴者，加野菊花15g、连翘10g；阴道肿胀辣痛者，加紫花地丁15g、败酱草20g；带下夹血丝者，加海螵蛸10g、茜草10g、大蓟10g；阴道瘙痒者，加白鲜皮12g、苍耳子10g、苦参10g；带下量多而无臭秽，阴痒者，加蛇床子10g、槟榔10g；带下色白，质稀如水者，去忍冬藤、车前草，加补骨脂10g、桑螵蛸10g、白术10g、扁豆花6g；性交则阴道胀痛而出血者，加赤芍12g、地骨皮10g、丹皮10g、三七6g；腰脊酸痛，小腹坠胀而痛者，加桑寄生15g、杜仲10g、续断10g、骨碎补10g。

【来源】胡国华，罗颂平. 全国中医妇科流派研究. 北京：人民卫生出版社，2012：548

🪷 加味四君子合剂

党参24g　苍术6g　茯苓9g　白果仁9g　椿根皮9g　桔梗9g　红藤24g　蒲公英24g　藿香6g

【用法】水煎服，每天2次，每日1剂。

【功效】益气止带。

【适应证】阴道炎（脾虚型）。症见：带下色白质薄，无腥臭味。

【来源】王渭川. 王渭川临床经验选. 西安：陕西人民出版社，1979：84

加减清带汤

山药 10g 龙骨 15g 牡蛎 30g 海螵蛸 9g 茜草根 9g 白术 9g 白果肉 9g 土茯苓 30g

【用法】水煎服,每天 2 次,每日 1 剂。

【功效】健脾止带,清热解毒。

【适应证】**阴道炎(脾虚湿盛型)。**症见:白带经久不愈。

【临证加减】若腰酸者,加续断 10g、杜仲 10g、桑寄生 10g;若大便溏薄,日行数次,加茯苓 12g、扁豆 12g、莲子肉 10g;若妇科检查发现宫颈炎,加金银花 10g、连翘 10g;带下色黄,加萆薢 10g、黄柏 6g、薏苡仁 15g;带下色赤者,加生地黄炭 10g、藕节 10g、黄芩 6g;带下有异味,可配合外治方,药用:蛇床子 12g、川椒 6g、黄柏 10g、黄连 6g、苦参 10g。水煎熏洗阴部。

【来源】施杞. 上海历代名医方技集成. 上海:学林出版社,1994:591

健脾除湿止带方

黄芪 12g 党参 12g 白术 12g 山药 12g 茯苓 12g 生薏苡仁 15g 熟薏苡仁 15g 萆薢 12g 车前子 12g 煅牡蛎 30g 乌贼骨 15g 芡实 12g 鸡冠花 9g

【用法】水煎服,每天 2 次,每日 1 剂。

【功效】健脾升阳,除湿止带。

【适应证】**阴道炎(脾虚湿盛,带脉不固型)。**症见:带下色白或淡黄,质黏不臭,绵绵不断,面色㿠白或萎黄,神倦纳少便溏。

【来源】施杞. 上海历代名医方技集成. 上海:学林出版社,1994:918

清热利湿止带方

黄柏 10g 栀子 10g 椿根皮 12g 萆薢 12g 车前子 12g 薏苡仁 15g 贯众炭 15g

【用法】水煎服,每天 2 次,每日 1 剂。

【功效】清热利湿止带。

【适应证】**阴道炎(湿热内盛型)。**症见:带下量多,色黄而臭,胸闷口腻，舌苔黄腻，脉濡略数。

【来源】施杞. 上海历代名医方技集成. 上海：学林出版社，1994：919

清肝调经方

党参 12g　白术 6g　山药 9g　茯苓 12g　沙苑子 9g　菟丝子 9g　车前子（包）12g　白莲须 9g　山茱萸 6g　海螵蛸 12g　炙狗脊 12g

【用法】水煎服，每天 2 次，每日 1 剂。

【功效】健脾补肾，化湿止带。

【适应证】**阴道炎（肾气虚，带脉不固型）**。症见：带下量多色白，清稀如水，舌淡白。

【临证加减】若腰酸甚者，加杜仲 9g、续断 9g；带量多日久，滑脱不止者，加金樱子 9g、煅牡蛎 30g、芡实 9g；若下元虚寒，腹冷小便清长者，加鹿角片 9g、肉桂 3g、补骨脂 9g、巴戟天 9g。

【来源】施杞. 上海历代名医方技集成. 上海：学林出版社，1994：952

止带方

山药 15g　芡实 10g　莲须 10g　生薏苡仁 30g　熟薏苡仁 30g　金狗脊 10g　白术 10g　苍术 10g　炒栀子 10g　五味子 10g　生黄芪 30g　醋柴胡 6g　炙甘草 6g

【用法】水煎服，每天 2 次，每日 1 剂。有月经者，经期停服。

【功效】健脾益气，化湿止带。

【适应证】**复发性细菌性阴道病（脾虚湿盛型）**。

【临证加减】白带量多者，加乌贼骨 12g、地骨皮 10g；外阴瘙痒者，加蛇床子 10g、蝉蜕 6g；外阴疼痛不适者，加钩藤 15g（后下）、乌药 10g；性交疼痛不适者，加淫羊藿 10g、龟板 10g；尿频者，加车前子 10g、茯苓 10g；白带色黄，湿热盛者，加黄柏 6g、莲子心 10g。

【疗效】以本方治疗复发性细菌性阴道炎 125 例，治愈 69 例（临床症状消失，实验室检查无异常，半年后无复发），好转 37 例（临床症状消失，实验室检查正常，治疗后 3～6 个月内有复发），总有效率为 84.8%。

【来源】李秀霞，叶红，刘晓燕，等. 自拟止带方治疗复发性细菌性阴道炎 125 例

临床分析. 四川中医, 2011, 29 (11): 86 - 87

❀ 治霉汤

党参 15g 白术 15g 土茯苓 30g 黄芪 30g 薏苡仁 20g 苦参 30g 黄柏 12g 知母 12g 淮牛膝 12g 陈皮 12g 甘草 3g

【用法】1 日 1 剂, 用水煎 3 次, 混在一起, 浓缩为 600ml, 均分 3 次饭后服, 15 天为一疗程。

【功效】健脾益气, 清热燥湿。

【适应证】**顽固性霉菌性阴道炎 (脾虚湿盛型)**。症见: 阴痒, 白带量多色黄, 秽臭豆腐渣样, 小腹坠胀, 时有隐痛或胀痛, 伴倦怠乏力, 舌红苔黄腻, 脉濡或滑。

【临证加减】阴道奇痒者, 加白鲜皮 10g、地肤子 10g、蚤休 10g; 脓白带多者, 加败酱草 12g、海螵蛸 10g、焦栀子 10g; 小腹坠胀隐痛者, 加延胡索 10g、续断 10g; 不孕症者, 加鹿角片 10g、红花 10g、丝瓜络 10g; 乳癖, 加浙贝母 10g、昆布 10g、枳实 10g; 癥瘕经净后加三棱 10g、莪术 10g、䗪虫 10g; 盆腔炎, 加炒当归 10g、红藤 12g、天仙藤 15g、制没药 10g。

【疗效】以本方治疗顽固性霉菌性阴道炎 65 例, 治愈 56 例 (临床症状消失、分泌物检查阴性), 有效 7 例 (临床症状消失、分泌物检查阳性), 无效 2 例 (临床症状未减轻、分泌物检查阳性)。总有效率 97%。治愈病例一般 2 个疗程症状消除, 3 个疗程分泌物检查阴性, 随访半年无复发。

【来源】李枝朝. 自拟治霉汤治疗顽固性霉菌性阴道炎 65 例. 四川中医, 2011, 29 (9): 87

❀ 利湿止带方

知母 6g 黄柏 6g 椿根皮 9g 草薢 12g 栀子 6g 贯仲 9g 萹蓄草 9g 木通 3g 车前子 (包) 12g 赤茯苓 12g 墓头回 9g

【用法】水煎服, 每天 2 次, 每日 1 剂。

【功效】清肝化湿, 止带。

【适应证】**阴道炎 (肝郁湿热型)**。症见: 带下量多, 色黄臭, 舌质红, 苔腻。

【临证加减】若肝火内盛，赤带绵绵者，加生地黄12g、丹皮4.5g、黄芩4.5g、鸡冠花9g；若少腹胀痛，或阴肿者，加败酱草12g、川楝子9g、柴胡4.5g、皂角刺12g；阴痒者，加熏洗方：蛇床子9g、枯矾9g、苦参9g、土茯苓12g、白鲜皮12g、鱼腥草15g。煎汁熏洗阴部。

【来源】施杞. 上海历代名医方技集成. 上海：学林出版社，1994：955

附：外阴宫颈病变

治外阴白斑方

①生南星15g　生半夏15g　姜黄15g　苦参30g　花椒15g　白矾15g

②姜黄、密陀僧、雄黄各等份，共研细面，以小磨香油调为糊状。

【用法】用淡盐水清洗局部，然后①方加水约1000ml煎开20分钟，去药渣，外洗阴部，1日1次，再以②方药膏外敷。经期停用。

【功效】祛斑止痒。

【适应证】**外阴白斑。**

【来源】门成福. 门成福妇科经验精选. 北京：军事医学科学出版社，2005：332

外用蒲茵消白方

茵陈30g　蒲公英30g　紫花地丁25g　地肤子15g　冰片3g（后下）　制首乌25g　蛇床子15g　白鲜皮15g

【用法】头煎加水约1000ml，先泡20分钟，武火煮沸后，改小火再煮沸30分钟，取液约500ml；二煎，加水约800ml，武火煮沸后，改小火再煮沸30分钟，取液约500ml；两煎药汁混合后，分成2份，各取1份，熏洗外阴，每日2次。

【功效】疏肝理气，清热养血消白。

【适应证】**外阴白斑（肝郁气滞型）**。症见：外阴大、小阴唇内外侧皮肤全部变白、变薄而粗糙，小阴唇萎缩，阴蒂周围、会阴皮肤变白而粗糙，舌质红，苔薄，脉弦细。

【疗效】冯某，60岁。外阴奇痒10余年，妇科检查：外阴大、小阴唇内外侧皮肤全部变白、变薄而粗糙，小阴唇萎缩，阴蒂周围、会阴皮肤变白而粗糙。病检结果：萎缩性营养障碍。诊断：外阴白色病变，口服逍遥散，每日1剂，另加服二至丸。连服30余剂，外用蒲茵消白方：茵陈30g，蒲公英30g，紫花地丁25g，地肤15g，冰片3g（后下），制首乌25g，蛇床子15g，白鲜皮15g。日1剂，煎汤熏洗2次。治疗2个月后检查：外阴瘙痒消失，外阴皮肤白色区转为黄褐色，病变范围明显缩小，大小阴唇皮肤接近，常肤色。

【来源】洪广祥，匡奕璜. 豫章医萃—名老中医临床经验精选. 上海：上海中医药大学出版社，1997：427

🪷 黄蜈散

①黄蜈散Ⅰ号方：黄柏64%　轻粉13%　蜈蚣7%　冰片3%　麝香0.7%　雄黄12.3%；

②黄蜈散Ⅱ号方：Ⅰ号方中去麝香；

②黄蜈散Ⅲ号方：Ⅰ号方中去轻粉；

④黄蜈散加减Ⅳ号方：硼砂19.74%　硇砂6.58%　朱砂19.74%　炉甘石19.74%　冰片32.89%　麝香0.66%　珍珠粉0.66%。

【用法】将上述各药去杂质，黄柏、蜈蚣焙干，分别研成细末，过100目筛后，按上述处方规定的剂量混合备用。在研磨冰片时，为避免其粘于器皿上难于取下，应将冰片与其他药物一起研磨。使用的具体方法是：用窥器撑开阴道暴露宫颈后，用干棉球拭净阴道及宫颈分泌物，在预先制成的专用棉球上（扁形，较宫颈稍大，中央贯穿长棉线，无菌干燥），撒药粉1克左右，而后用长柄镊子将撒药的棉球送入阴道，使药粉面紧贴于宫颈上，棉球的线头要留于阴道外，24小时后，患者可自行将棉球拉出。轻者一周上药1次，重者一周上药2~3次。对重度糜烂及乳头型和颗粒型患者，在治愈后应继续上药3~5次以巩固疗效。月经来潮及怀孕期间停止用药，治疗期间应尽可能地避免性生活。

【功效】去腐生新。

【适应证】宫颈糜烂。黄蜈散1号方适用于有核异质细胞的宫颈糜烂患者；Ⅱ号方对一般宫颈糜烂患者均适用；Ⅲ号方适应于对轻粉过敏者；对少数颗粒和乳头较大者以及糜烂面与周围境界清晰者，加用黄蜈散加减Ⅳ号方。

【疗效】本药物使用的总有效率为98.9%，疗效较高，复发率低。

【来源】吴大真，乔模. 现代名中医妇科绝技. 北京：科学技术文献出版社，2000：122

🪷 宫炎散

紫草9g　白及9g　黄柏9g　五倍子6g　冰片3g　枯矾3g　青黛3g　地榆9g　黄芪12g

【制法】将诸药碾成细粉，阴道清洗后用带尾线棉球上药于宫颈糜烂病灶，或利普刀术后宫颈上药，2天1次，连用7～10次。

【功效】清热祛湿解毒，凉血止血，祛腐生肌。

【适应证】**宫颈糜烂（气血瘀滞型）。**

【来源】黄樱. 刘云鹏妇科医案医话. 北京：人民卫生出版社，2010：62

🪷 双子粉

五倍子25g　覆盆子25g　梅花冰片1.5g

【制法】将五倍子、覆盆子和梅花冰片收藏在石灰干燥瓶中，待其干燥后取出。先将五倍子、覆盆子研细末过筛后，和入梅花冰片，一起放在研钵中，研成极细末，收藏在有色瓶中，加盖密封。

【功效】收涩解毒，止血定痛。

【适应证】**子宫脱垂、子宫颈糜烂。**

【用法】子宫下垂双子粉外用法：于每晚睡前，先清洗下垂的子宫，再用药棉蘸上双子粉，扑满下垂子宫周围，随后用消毒干净的手指将下垂子宫轻轻地推至阴道深部，睡在床上，取仰卧位，两腿伸直紧合。每晚用药1次，每次5g左右。

宫颈糜烂外用法：宫颈糜烂轻度者，隔天用药1次；中、重度每日喷药1次。临睡前，先清洗阴部，清洁手指，将大阴唇分开，扩张阴道口，将双子粉喷入宫颈四周，随即上床睡觉。每次喷药约5～7g，轻度患者用药10次为1个疗程，中度15次为1个疗程，重度20次为一疗程。月经期暂停，经净继续使用，停药后 2 个月内须禁房事。

【疗效】子宫下垂 I～II 度，一般用药 5～7 天，子宫上升复位。用药后自觉阴凉舒适，无副作用。子宫糜烂者，一般治疗 3 个月后，经妇产科复查，宫颈光滑，病灶消失，愈合良好。

【来源】施杞. 上海历代名医方技集成. 上海：学林出版社，1994：897

治带散

青黛 120g　黄柏 100g　苦参 50g　乳香 50g　没药 50g　蛤蜊粉 50g　冰片 9g

【用法】上药共研细末，外阴常规消毒，用阴道窥器暴露子宫颈，用生理盐水清除阴道内分泌物，然后将治带散粉喷于宫颈糜烂处，隔日 1 次，10 次为一疗程，一般治疗 1～2 个疗程可痊愈。

【功效】清热燥湿，解毒消肿生肌。

【适应证】宫颈糜烂（湿热型）。

【疗效】以本方治疗宫颈糜烂 120 例，痊愈 80 例（糜烂面完全愈合，宫颈光滑如初，自觉症状消失），基本治愈 23 例（糜烂面被鳞状上皮覆盖，但厚薄不匀，自觉症状明显减轻），好转 11 例（宫颈局部稍有充血并有少量鳞状上皮增生，自觉症状减轻好转），无效 6 例（糜烂面无显著变化，自觉症状如故），总有效率达 95%。

【来源】刘玉霞，栗兰海. 自拟治带散治疗宫颈糜烂 120 例. 中医研究，2000，13(4)：49

加味补中益气汤

黄芪 30g　党参 18g　白术 5g　柴胡 10g　升麻 10g　当归 10g　枳实 5g　何首乌 30g　甘草 5g

【用法】水煎服，每天 2 次，每日 1 剂。

【功效】补气固脱，升提。

【适应证】子宫脱垂（中气下陷型）。

【疗效】张某，62 岁，患有子宫脱垂症，妇科检查：子宫 III° 脱垂合并阴道壁高度膨出，后壁中度膨出。使用本方加减治疗六诊后子宫下垂基本治愈，守前方与归脾汤交替使用，40剂后，子宫脱垂已完全治愈。

【来源】邱世君. 邓铁涛医案与研究. 北京：人民卫生出版社，2004：311

子宫脱垂方

煅牡蛎粉20g　煅连肉蚌灰20g　米泔水500ml

【用法】先用煮开的米泔水熏洗外阴，再用药粉扑于下垂的子宫上，用手将下垂的子宫纳入，卧床休息2天。

【功效】升提回纳子宫。

【适应证】**子宫脱垂**。

【来源】施杞. 上海历代名医方技集成. 上海：学林出版社，1994：919

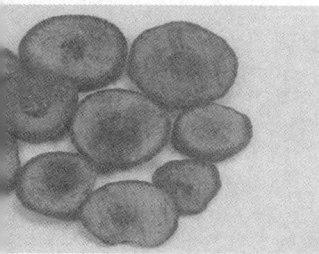

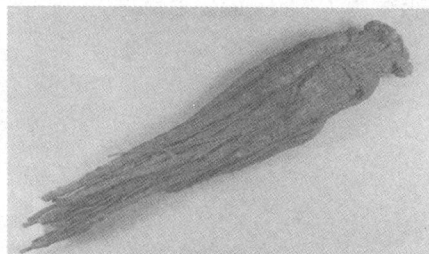

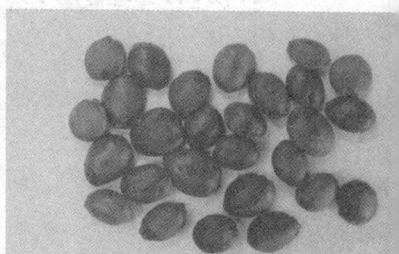

第十五章
盆腔炎

盆腔炎是指女性内生殖器官及其周围结缔组织、盆腔腹膜发生的炎症。盆腔炎有急性和慢性之分，急性盆腔炎主要包括子宫内膜炎、输卵管炎、输卵管卵巢脓肿、盆腔腹膜炎，现在概括称为"盆腔炎性疾病"。慢性盆腔炎，现在称为"盆腔炎性疾病后遗症"，是盆腔炎性疾病未得到及时正确的治疗，而发生的一系列后遗症。

本病的诊断要点，急性盆腔炎：①近期有妇产科手术史或其他不洁史；②有下腹疼痛剧烈，发热，带下量多、色黄、异味等典型症状；③妇科检查：阴道可见脓性臭味分泌物，分泌物从宫颈口流出，宫颈举痛、宫体压痛、附件区压痛明显，甚至触及包块；④血细胞分析，白细胞及中性粒细胞升高，阴道、宫颈分泌物或血培养可见致病菌。慢性盆腔炎：①盆腔炎反复发作史；不孕史；②小腹坠胀痛，腰骶酸痛，月经不调、白带异常，易感疲劳，劳累、性交后或经期前后症状加重；③妇科检查：子宫常呈后位，活动受限甚至粘连固定，在子宫一侧或两侧可以触及条索状物或有片状增厚、压痛，或可触及囊性肿物，盆腔结缔组织炎时，可有骶韧带组织增厚、压痛。④B 超示盆腔附件区可见不规则囊性、实性、囊实性包块及炎性渗出。

依据临床症状急性盆腔炎与中医学"热入血室"、"产后发热"证候相似；慢性盆腔炎属于中医学"月经失调"、"痛经"、"带下病"、"癥瘕"、"不孕"等范畴。治疗以活血化瘀，理气止痛为基本原则，辅以疏肝、健脾、补肾等方法。

🌸 清热解毒汤

连翘15g　金银花15g　蒲公英15g　紫花地丁15g　黄芩10g　瞿麦12g　萹蓄12g　车前子10g　丹皮10g　赤芍6g　地骨皮10g　冬瓜子30g

【用法】水煎服，每天2次，每日1剂。

【功效】清热解毒，利湿活血，消肿止痛。

【适应证】**急性盆腔炎（湿毒热型）**。症见：局部红、肿、热、痛，高烧、口干、尿赤、便结，倦怠，下腹剧痛，拒按。

【疗效】刘某，16岁，小腹疼痛1年余。经来第二、三天，下腹绞痛而拒按。妇科检查：子宫中位、略小，左侧可触及一囊性包块，表面光滑，约3cm×4cm大小，尚能活动，有轻度压痛，提示：盆腔炎性包块。服本药5剂后，腹痛减轻，上方加生香附、制香附各10g，7剂，腹痛明显减轻，妇科检查：左侧包块已消失。

【来源】北京中医医院，北京市中医学校. 刘奉五妇科经验. 北京：人民卫生出版社，2006：302，261

🌸 急性盆腔炎方

败酱草30g　红藤30g　鸭跖草20g　赤芍12g　丹皮12g　川楝子9g　柴胡梢6g　薏苡仁30g　乳香6g　没药6g　连翘9g　栀子9g

【用法】水煎服，每天2次，每日1剂。热退痛止后，还须清热化瘀。

【功效】清热泻火、化湿祛瘀。

【适应证】**急性盆腔炎（湿热郁滞型）**。症见：下腹剧痛拒按，发热恶寒，甚则满腹压痛、或反跳痛，带下色黄呈脓性，便秘或溏，时伴尿急、尿频。舌质红，苔黄腻，脉弦或滑数。

【临证加减】大便秘结者，加生大黄4.5~6g、玄明粉4.5g；尿急者，加泽泻9g、淡竹叶9g；带下色黄如脓者，加黄柏9g、椿根皮12g、白槿花12g；

便溏热臭者，加黄连 3g、黄芩 9g；腹胀气滞者，加香附 9g、乌药 9g；瘀滞者，加丹参 12g、川牛膝 9g。

【来源】黄素英，等. 中医临床家蔡小荪. 北京：中国医药科技出版社，2002：176

解毒内消汤

连翘 30g　金银花 30g　蒲公英 30g　败酱草 30g　冬瓜子 30g　赤芍 6g　丹皮 6g　大黄 5g　赤小豆 10g　甘草 6g　贝母 10g　犀黄丸 10g（分 2 次吞服）

【用法】水煎服，每天 2 次，每日 1 剂。

【功效】清热解毒，活血化瘀，消肿止痛。

【适应证】**急性盆腔炎、盆腔脓肿（热毒壅滞型）**。症见：高热，腹痛，带下量多，色黄稠，有异味。舌红，苔黄腻，脉滑数。

【疗效】赵某，43 岁，左下腹疼痛，反复发作 6 年余。剖腹探查，发现卵巢有脓肿。诊时：腹痛，头晕，恶心，纳差，手发麻，腹部疼痛而拒按。舌质红，脉弦滑稍数。诊断：①卵巢脓肿。②慢性盆腔炎急性发作。使用解毒内消汤 6 剂后，腹痛明显减轻。

【来源】北京中医医院，北京市中医学校. 刘奉五妇科经验. 北京：人民卫生出版社，2006：303，255

银甲丸

金银花 15g　连翘 15g　升麻 15g　红藤 24g　蒲公英 24g　生鳖甲 24g　紫花地丁 30g　生蒲黄 12g　椿根皮 12g　大青叶 12g　茵陈 12g　琥珀末 12g　桔梗 12g

【用法】上药共研细末，炼蜜成 63 丸，分为 7 份，每日 1 份，分两次服。或水煎服，每天 2 次，每日 1 剂。

【功效】清热解毒，活血化瘀散结。

【适应证】**盆腔炎（湿热郁积型）**。症见：子宫内膜炎、子宫颈炎及一切下焦炎症所致的黄白带下或赤白带下。

【来源】王渭川. 王渭川临床经验选. 西安：陕西人民出版社，1979：83

🪷 安盆消炎汤

金银花 10g　连翘 10g　薏苡仁 30g　红藤 15g　紫花地丁 10g　败酱草 10g　草河车 10g　泽泻 10g

【用法】水煎服，每天 2 次，每日 1 剂。

【功效】清热解毒。

【适应证】急、慢性盆腔炎（湿热内结型）。

【临证加减】若腹痛明显者，加香附 10g、延胡索 10g；若腹部触及肿块者，可加夏枯草 12g、鳖甲 10g、牡蛎 10g、浙贝母 10g、莪术 10g。

【来源】施杞. 上海历代名医方技集成. 上海：学林出版社，1994：591

🪷 盆炎平

紫花地丁 15g　白花蛇舌草 15g　连翘 20g　天葵子 12g　瞿麦 12g　萹蓄 12g　虎杖 12g　红藤 12g　丹参 12g　川芎 12g

【用法】每天 1 剂水煎，分 2~3 次饭后服，连服 30 剂为 1 个疗程。若月经量多则经期停服。

【功效】清热利湿，活血化瘀。

【适应证】慢性盆腔炎（湿热蕴结兼血瘀证）。症见：下腹胀痛，痛处固定，腰骶酸痛，带下量多，色黄，经行腹痛加重，经量可增多，经期延长，神疲乏力，大便燥结或溏而不爽，小便黄，舌红，苔黄腻或白腻，脉滑数或弦数。

【疗效】以本方治疗慢性盆腔炎 60 例，中医症状疗效：痊愈 48 例，显效 12 例。局部体征疗效：60 例中痊愈 8 例，显效 48 例，进步 4 例（显效和进步中，附件增厚、压痛改善明显，条索状病变未达消失者多，但程度有所减轻）。治疗后卵巢左侧动脉搏动指数及阻力指数，右侧阻力指数，子宫左侧动脉最大流速和时间流速积分改善，与治疗前比较，差异有显著性（$P < 0.05$）。

【来源】黄欲晓，薛赛琴. 慢性盆腔炎中药治疗前后盆腔血流动力学分析. 中国中西医结合杂志，2007（10）：932－934

🪷 扶正利湿化瘀方

当归 12g　川芎 6g　赤芍 12g　丹参 20g　半枝莲 15g　白花蛇舌

草 15g 土茯苓 20g 生薏苡仁 30g 续断 12g 狗脊 12g 黄芪 12g
炒白术 12g

【用法】上药水煎服，日 1 剂，分 2 次早晚温服，10 日为 1 个疗程，治疗
3 个疗程后评价疗效。

【功效】扶正利湿化瘀。

【适应证】**慢性盆腔炎（气虚血瘀型）**。症见：反复小腹或少腹疼痛，腰
骶酸痛，神疲乏力，劳累后疼痛易复发，带下量多色白或黄，舌质淡或黯，
苔薄，脉沉细或涩。

【临证加减】肝郁气滞者，加延胡索 12g、炒川楝子 6g；月经量多者，加
丹皮 15g；下腹冷痛，加肉桂 6g、吴茱萸 6g；附件增厚或盆腔有炎性包块者，
加三棱 15g、莪术 15g、皂角刺 15g；输卵管积水者，加荔枝核 15g、白芷 10g；
经前加桃仁 10g、红花 6g。胃脘胀闷，加沉香曲 15g。

【疗效】扶正利湿化瘀方治疗慢性盆腔炎 210 例，痊愈 34 例（下腹痛、
腰骶痛消失，白带正常。妇科检查：子宫粘连固定、附件包块、增厚、压痛
均消失。B 超检查：附件包块消失），显效 155 例（下腹痛、腰骶痛明显好
转，白带正常或接近正常。妇科检查：子宫粘连明显减轻，附件包块缩小
50% 以上，附件增厚及压痛明显减轻。B 超：附件包块缩小 50% 以上），有效
19 例（下腹痛、腰骶痛稍好转，白带有所减少。妇科检查：子宫粘连稍减
轻，附件包块缩小 < 50%，附件增厚及压痛稍减轻。B 超：附件包块缩小 <
50%），无效 2 例（治疗前后症状、体征及 B 超检查均无变化），总有效
率 99%。

【来源】贾美君. 扶正利湿化瘀法治疗慢性盆腔炎 210 例. 辽宁中医药大学学报，
2007，(4)：96 - 97

银甲丸加减

金银花 20g 鳖甲 15g 升麻 10g 蒲公英 12g 紫花地丁 10g 茵
陈 10g 大青叶 10g 琥珀粉 3g（冲） 椿根皮 10g 蒲黄 9g（包煎）
连翘 10g 红藤 20g 白花蛇舌草 20g 夏枯草 15g 浙贝母 10g 泽
兰 9g

【用法】上药水煎 200ml，每次服用 100ml，每日 2 次，饭后 30 分钟服。
以 3 周为 1 个疗程，经期停药。

【功效】清热利湿、活血化瘀。

【适应证】**慢性盆腔炎（湿热瘀结型）**。症见：下腹胀痛或刺痛，痛处固定；腰骶胀痛；带下量多，色黄质稠；舌质红或暗红或见边尖瘀点或瘀斑，苔黄腻或白腻，脉弦滑或弦涩。次症：月经量多或伴经期延长；经色紫红，夹血块；小便黄或大便干燥或溏而不爽；经期腹痛加重。

【疗效】银甲丸加减治疗慢性盆腔炎30例，共3个疗程。痊愈11例，显效16例，无效1例，总有效率96.7%。

【来源】范萌. 银甲丸加减治疗慢性盆腔炎湿热瘀结证临床观察. 北京中医药，2012，（7）：524－526

化瘀温经利湿方

桃仁 15g　红花 15g　莪术 15g　泽兰 15g　茯苓 15g　败酱草 30g　薏苡仁 30g　桂枝 10g　巴戟天 10g　淫羊藿 10g　黄柏 10g

【用法】水煎服，每天2次，每日1剂。

【功效】活血化瘀，温经利湿。

【适应证】**慢性盆腔炎（湿热蕴结，阳气亏虚型）**。

【临证加减】腹痛甚，加延胡索 10g、乳香 10g、没药 10g；伴腰膝酸软、畏寒怕冷，加杜仲 10g、续断 10g、桑寄生 10g；带下量多色黄质稠，有腥臭味，舌红、苔白腻微黄，加红藤 10g、蒲公英 10g、土茯苓 10g；带下量多，质稀色白，加车前子 10g、苍术 10g、泽泻 10g；外阴瘙痒，加地肤子 10g、苦参 10g、白鲜皮 10g；带下夹血丝，加仙鹤草 10g、茜草炭 10g；经期延长、月经量多、经间期出血，加鹿衔草 10g、马齿苋 10g、茜草炭 10g、五灵脂 10g、蒲黄炭 10g；纳呆乏力、大便稀溏，加白术 10g、山药 10g、黄芪 10g；头晕面色少华，加当归 10g、白芍 10g、阿胶 3g；恶心呕吐加姜半夏 10g、陈皮 10g。

【疗效】化瘀温经利湿法治疗慢性盆腔炎20例，连续治疗2周，观察疗效。治愈4例（症状消失，妇科检查体征消失，B型超声提示附件包块消失），显效5例（症状消失，妇科检查体征明显改善，B型超声提示附件包块较前缩小2/3以上），有效2例（症状有所改善，妇科检查体征有所减轻，B型超声提示附件包块较前缩小1/3～2/3），无效9例（症状改善不明，妇科检查体征无减轻，B型超声提示附件包块较前缩小不足 1/3），总有效率为55%。

【来源】刘春丽，李伟莉，程红，等. 化瘀温经利湿法治疗慢性盆腔炎 20 例临床观察. 安徽中医学院学报，2010，（1）

疏肝化瘀汤

柴胡 10g　香附 10g　当归 10g　䗪虫 10g　皂角刺 10g　红藤 30g
三棱 10g　五灵脂 10g　蒲黄（布包）10g　淫羊藿 10g　蜈蚣 1 条　延胡索 10g　红枣 20g　生麦芽 30g

【用法】水煎服，每天 2 次，每日 1 剂。

【功效】疏肝，活血化瘀，改善盆腔血液循环。

【适应证】**盆腔瘀血综合征（湿热瘀结型）**。症见：下腹胀痛或刺痛，痛处固定，腰骶胀痛，经行腹痛加重，性交痛；带下量多，色黄，质稠，有臭气；月经量多或经期延长或见不规则阴道出血；婚久不孕；低热；舌质红或暗红，或边尖有瘀点瘀斑，舌苔黄腻，脉弦滑或弦数。

【临证加减】月经后，加生黄芪 15～30g；伴腰酸者加续断 10g、杜仲 10g。

【疗效】治疗盆腔瘀血综合征 30 例，痊愈 18 例（临床症状、体征消失，彩色多普勒超声检查盆腔静脉扩张消失），有效 10 例（临床症状、体征及盆腔静脉扩张减轻 1/3 以上），无效 2 例（临床症状、体征及盆腔静脉扩张基本无改善或改善轻微），总有效率达 93.33%。

【来源】李秀华，洪小菲，李亚林. 自拟疏肝化瘀汤治疗盆腔瘀血综合征 30 例. 福建中医药，2012，（1）：26－27

慢盆方

蒲公英 10～15g　白花蛇舌草 10～12g　牡丹皮 10g　赤芍 12～15g
苍术 6～10g　党参或太子参 10～30g　茯苓 15g　薏苡仁 30g　木香 10g　川楝子 10g　延胡索 10g

【用法】以上中药每日 1 剂，取适量冷水浸泡半小时后，煎两次取药液 400ml，分 2 次服。病情较重者每日 2 剂。连服 7～10 天为 1 个疗程，每月进行 1 个疗程治疗，坚持 3 个疗程。其间根据病情及身体状况的改变，进行药物加减。

【功效】清热解毒，活血化瘀，理气止痛。

【适应证】**慢性盆腔炎（湿热瘀结型）。**

【临证加减】盆腔瘀血明显者，加乳香6g、没药6g、三七粉3g；气虚体弱者，加黄芪10～15g；盆腔炎症包块者，加鳖甲10g、蒲黄10g、琥珀5g。

【疗效】自拟方治疗慢性盆腔炎150例，痊愈93例（症状体征及检查均恢复正常），显效34例（症状消失，体征及检查有明显改善），有效17例（症状体征及检查均减轻），无效6例（治疗后无改善），总有效率为96%。

【来源】陈建红. 中药治疗湿热瘀结型慢性盆腔炎150例. 福建中医药，2008，（1）：42－43

止痛化瘀汤

　　丹参15g　三棱12g　莪术12g　延胡索10g　鸡血藤15g　黄芪24g

党参24g　女贞子15g　蒲黄9g　五灵脂9g　牛膝12g　鱼腥草15g

䗪虫3g　全蝎2.5g

【用法】水煎服，每天2次，每日1剂。连服1个月。

【功效】清热利湿。

【适应证】**盆腔积液（脾肾亏虚型）。**

【临证加减】下腹疼痛，喜温，白带色白、清稀者，加苍术10g、白术10g；白带色黄、有异味者，加薏苡仁10g、黄柏10g。

【疗效】止痛化瘀汤治疗盆腔积液49例，治愈11例（超声提示盆腔积液完全吸收，腹痛消失，白带正常），显效24例（超声提示盆腔积液基本吸收，腹痛消失或基本消失，白带正常），有效12例（超声提示盆腔积液部分吸收，腹痛减轻，白带改善），无效2例（超声提示盆腔积液仍存在，腹痛仍反复，白带异常），总有效率为95.9%。

【来源】周煊生. 止痛化瘀汤治疗盆腔积液49例. 福建中医药，2007，（3）：25

益气化瘀解毒汤

　　黄芪15g　白术9g　丹参15g　赤芍15g　桃仁9g　丹皮9g　茯苓15g　蒲公英15g　虎杖10g　延胡索9g　牛膝15g　甘草3g

【用法】水煎服，每天 2 次，每日 1 剂。2 周为 1 个疗程。经期停服，连续服用 1～3 个疗程。

【功效】益气扶正，化瘀清热。

【适应证】**慢性盆腔炎（湿热郁结型）。**

【临证加减】若气虚甚者，重用黄芪，加党参 15g；腹痛畏寒者，加干姜 5g、桂枝 9g、乌药 9g；月经量多者，去牛膝、丹参，加血余炭 9g、地榆 9g；带下量多，色黄味臭者，加黄柏 9g、椿根皮 15g、薏苡仁 24g；热毒甚者，加败酱草 15g、红藤 15g；有包块者，加莪术 9g、皂角刺 15g、山慈姑 24g；腰骶痛明显者，加续断 12g、桑寄生 15g；腹痛甚者，加川楝子 9g、三七粉（冲服）3g。

【疗效】益气化瘀解毒汤治疗慢性盆腔炎 36 例，痊愈 25 例（症状消失，妇科检查正常），有效 8 例（症状基本消失，妇科检查附件有轻度压痛），无效 3 例（症状与妇科检查均无好转），总有效率 91.67%。

【来源】汪敏华，陈祖盛. 益气化瘀解毒汤治疗慢性盆腔炎 36 例. 福建中医药，2003，(5)：51

妇炎合剂

当归 4kg　白术 6kg　川芎 4kg　茯苓 4kg　椿根皮 12kg　凤尾草 12kg　乌贼骨 8kg　茜草 6kg　黄柏 4kg　川牛膝 4kg　补骨脂 4kg　芡实 4kg　车前子 4kg　鱼腥草 4kg　红藤 4kg

【用法】以上中药加水煎煮 3 次，每次 2 小时，合并滤过，滤液澄清，取上清液浓缩至约 6000ml，加入防腐剂，过滤，调节总量至 6000ml，分装、消毒、灭菌即得。每日 2～3 次，每次口服 40ml。连续服用 2 周为 1 个疗程。

【功效】清热利湿，活血祛瘀，补肾养血。

【适应证】**慢性盆腔炎（湿热郁结型）。**

【疗效】治疗慢性盆腔炎 200 例，痊愈 160 例（下腹部及腰部坠胀、疼痛、流血等症状全部消失，月经恢复正常），有效 34 例（下腹部及腰部坠胀、疼痛、流血等症状和体征减轻，月经基本正常），无效 6 例（治疗前后症状无改变），总有效率为 97.0%。

【来源】尹梅兰. 妇炎合剂治疗慢性盆腔炎 200 例. 福建中医药，2002，(4)：33-34

🪷 化瘀消炎汤

桃仁 10g　红藤 20g　鬼针草 10g　败酱草 10g　乌药 5g　三棱 10g　川楝子 10g　延胡索 5g　川芎 10g　蒲公英 15g

【用法】水煎服，每天 2 次，每日 1 剂。14 天为一疗程。病情重者加用康妇消炎栓塞肛，每日 1 次，每次 1 粒，14 天为 1 个疗程。

【功效】行气活血，清热消瘀。

【适应证】**慢性盆腔炎（气滞血瘀型）。**

【临证加减】湿热阻滞型，加茵陈 10g、土茯苓 10g、车前子 10g；湿瘀互结型，加薏苡仁 10g、土茯苓 10g、赤芍 10g；气滞血瘀型，加刘寄奴 10g、当归 10g、枳实 10g；寒湿凝滞型，加小茴香 10g、吴茱萸 5g、桂枝 10g。

【疗效】化瘀消炎汤治疗慢性盆腔炎 72 例，治愈 10 例（症状、体征消失，妇科检查正常，积分为 0 分），显效 42 例（症状消失，妇科检查有明显改善，治疗后比治疗前积分降低 2/3 以上），有效 16 例（症状、体征及检查均有减轻，治疗后比治疗前积分降低 1/3 以上），无效 4 例（治疗后无改善），总有效率为 85%。

【来源】刘英. 化瘀消炎汤治疗慢性盆腔炎 72 例. 福建中医药，2006，（1）：39 − 40

🪷 妇炎清

败酱草 15g　蒲公英 15g　当归 15g　红藤 15g　丹参 30g　连翘 30g　赤芍 20g　薏苡仁 20g　三棱 20g　莪术 20g　泽兰 20g　木香 10g

【用法】水煎服，每天 2 次，每日 1 剂。15 天为 1 个疗程。

【功效】清热利湿，活血化瘀，破癥散结。

【适应证】**慢性盆腔炎（湿热蕴结型）**

【疗效】妇炎清治疗慢性盆腔炎 96 例，3 个疗程后观察疗效。治愈 68 例（症状消失，体征及实验室检查恢复正常），显效 22 例（症状、体征及实验室检查有好转），无效 6 例（症状、体征及实验室检查无改善），总有效率为 93.8%。

【来源】田保军，丁建国. "妇炎清"治疗慢性盆腔炎 96 例. 河南中医. 2005，（4）：51

妇炎汤

当归20g　白芍20g　王不留行15g　通草10g　皂角刺10g　枳壳15g　延胡索20g　三棱15g　莪术15g　牛膝15g　川楝子15g　土茯苓20g　鱼腥草20g　鳖甲15g　甘草15g

【用法】水煎服，每天2次早晚服，每日1剂。15天为1个疗程。

【功效】活血化瘀，理气止痛，清热解毒。

【适应证】**慢性盆腔炎（瘀血内停，脉络不通型）**。症见：下腹部胀痛或刺痛，经行腰腹疼痛加重，经血量多有块，瘀块排出则痛减，带下量多，色黄或白，婚久不孕；经前情志抑郁，乳房胀痛；舌质紫黯，有瘀斑、瘀点，苔薄，脉沉弦或弦涩。

【疗效】妇炎汤治疗慢性盆腔炎50例，治愈26例（症状消失，妇科检查及B超检查盆腔内无阳性体征），显效14例（症状消失，B超复查盆腔包块缩小2/3以上，或附件增厚，触痛有明显减轻或消失），有效8例（症状显著减轻，B超复查盆腔包块较前缩小1/3，子宫附件粘连减轻），无效2例（自觉症状无改善，妇科检查及B超检查与就诊前无明显改善），总有效率为96.0%。

【来源】李秦. 妇炎汤治疗慢性盆腔炎50例. 河南中医杂志，2006（4）：53

红藤汤

红藤30g　败酱草30g　蒲公英30g　夏枯草15g　丹参15g　当归15g　桃仁12g　赤芍12g　延胡索12g　薏苡仁15g

【用法】将上述药物煎2汁，头汁口服，二汁浓煎成100ml，药温保持在40左右，患者取侧卧位，用5号导尿管插入肛门约15cm，用50ml针管抽取药液，缓慢注入直肠内，休息半小时以上，最好晚上临睡前排便后灌肠，一般可保留至次晨，每日1次，经期停用（口服药物在经期也可使用），10天为1个疗程。可让患者口服和灌肠同时使用，也可两者交替使用。

【功效】清热解毒，活血祛瘀，消痈止痛，加强炎性物的吸收。

【适应证】**慢性盆腔炎（瘀热内阻型）**。症见：下腹部反复胀痛拒按，且痛处固定，或以排便时为甚，或伴痛经，带下量多，色黄或秽臭或质稠，或有低热，困乏纳差，舌质暗红，苔腻，脉弦数。

【临证加减】下腹冷痛者，加小茴香 10g、肉桂 3g、干姜 5g；腰腹痛者，加杜仲 10g、续断 10g；痛经者，加益母草 10g、艾叶 10g。

【疗效】红藤汤治疗慢性盆腔炎 45 例，治愈 31 例（症状消失，体征及实验室检查恢复正常），好转 8 例（症状体征及实验室检查有好转），无效 6 例（诸症无变），有效率 86.67%。

【来源】赵慧琴. 红藤汤治疗慢性盆腔炎 45 例临床观察. 河南中医，2004（4）：41 –42

🪷 橘核昆藻汤

橘核 12g　昆布 10g　海藻 10g　夏枯草 10g　当归 10g　赤芍 10g　川楝子 10g　延胡索 10g　茯苓 10g　香附 6g　白毛藤 15g　海蛤壳（粉）12g　鳖甲 12g

【用法】水煎服，每天 2 次，每日 1 剂。经间期服药，月经期停用。

【功效】调气活血，祛瘀软坚。

【适应证】**慢性盆腔炎（瘀滞型），盆腔炎形成炎性包快**。症见：少腹胀痛，拒按，或可触及包快有压痛，腰坠胀，白带增多，脉沉，舌质稍暗或有瘀点。

【临证加减】若素有胃病者，去海藻，加鸡内金 6g、陈皮 6g；包块较大者，加莪术 6~10g 或辅以藤药外敷（藤药方组成：千年健 90g，追地风 60g，续断 120g，五加皮 120g，桑寄生 120g，花椒 60g，白芷 90g，透骨草 250g，艾叶 250g，独活 90g，红花 90g，赤芍 120g，当归尾 120g，防风 120g，乳香 90g，血竭 90g）。

【疗效】以本方治疗盆腔炎慢性包块 200 余例，效果良好。辅以藤药外敷更相得益彰，且药性平和，无副作用。章某，31 岁，婚后 3 年余未孕，下腹右侧胀痛拒按。月经尚正常。脉沉，舌质稍暗。妇检：宫体后倾，正常大小，右侧附件触及鹅蛋大囊性包块，境界不清。以橘核昆藻汤配合藤药外敷，断续治疗 1 个多月，症状消失，妇检宫体正常大小，未触及包块。

【来源】李衡友. 李衡友论治妇科病. 上海：上海中医药大学出版社，2004：17

🪷 慢性盆腔炎汤

紫花地丁 12g　蒲公英 12g　香附 10g　夏枯草 10g　生蒲黄 6g

蛇床子5g 草薢10g 三七粉2g 川芎3g

【用法】水煎服，每天2次，每日1剂。

【功效】清热除瘀化湿，散结止痛。

【适应证】**慢性盆腔炎（湿浊内结，血瘀气滞型），慢性盆腔炎久治不愈而湿浊内结或已形成癥瘕。**症见：少腹胀痛，拒按或隐痛，月经前后或劳累后加重，或可触及包块有压痛，腰坠胀，白带量多，色黄质稠，脉弦，舌质暗红，舌苔薄黄或黄腻。

【来源】滕秀香. 柴松岩妇科思辨经验录. 北京：人民军医出版社，2009：175

二藤汤

忍冬藤30g 红藤30g 大黄9g 大青叶9g 紫草根9g 牡丹皮9g 赤芍9g 川楝子9g 延胡索9g 生甘草3g

【用法】水煎服，每天2次，每日1剂。

【功效】清热化湿，凉血活血，解毒祛瘀，消肿止痛。

【适应证】**盆腔炎、子宫内膜炎、附件炎（湿热瘀结，热胜于湿型）。**

【疗效】章某，形寒发热，体温39.5℃，下腹部剧痛2天，带下量多夹有血性分泌物。妇科检查双附件增粗，压痛明显，用本方5剂后，腹痛消除。

【来源】裘笑梅. 裘笑梅妇科临床经验选. 杭州：浙江科学技术出版社，1982：203

柴枳败酱汤

柴胡9g 枳实9g 赤芍15g 白芍15g 甘草6g 三棱12g 莪术12g 丹参20g 制香附12g 牛膝12g 红藤30g 败酱草30g 酒大黄9g

【用法】水煎服，每天2次，每日1剂。

【功效】清热解毒，疏肝活血。

【适应证】**盆腔炎（湿热夹瘀型）。**症见：急慢性盆腔炎、腹痛或附件包块，脉数，舌红，苔黄厚。

【临证加减】白带量多者，加蒲公英30g、黄柏9g；腰痛者，加乌药9g。

【疗效】苏某，26岁，人工流产后，阴道出血，时多时少19天不净。

服生化汤、四逆散加味未效。妇检：阴道内有较多血液，宫颈轻糜，可见血由宫内流出，子宫轻触痛，双侧附件（－）。B超提示宫腔积血。先以黄芩滑石汤，继以柴枳败酱汤10剂，妇检和B超复查，子宫及双侧附件未见异常。

【来源】刘云鹏，等. 中医临床家刘云鹏. 北京：中国医药科技出版社，2001：159，164

🌸 清热利湿汤

瞿麦12g　萹蓄12g　木通3g　车前子10g　滑石12g　延胡索10g
连翘15g　蒲公英15g

【用法】水煎服，每天2次，每日1剂。

【功效】清热利湿，行气活血，化瘀止痛。

【适应证】**慢性盆腔炎（湿热下注型）**。症见：腰痛、腹痛拒按，伴有低热，带下黄稠，有时尿频。

【疗效】魏某，25岁，腰腹疼痛，白带量多1年余。诊断：慢性盆腔炎。使用清热利湿汤3剂后，白带减少，仍有腰痛，小腹痛。继服上方15剂，症状基本消失，继而查成功受孕。

【来源】北京中医医院，北京市中医学校. 刘奉五妇科经验. 北京：人民卫生出版社，2006：304，255

🌸 暖宫定痛汤

橘核10g　荔枝核10g　小茴香6g　胡芦巴10g　延胡索10g　五灵脂10g　川楝子10g　制香附10g　乌药10g

【用法】水煎服，每天2次，每日1剂。

【功效】疏散寒湿，温暖胞宫，行气活血，化瘀止痛。

【适应证】**慢性盆腔炎（寒湿型）**。症见：腰痛、少腹发凉，隐隐作痛，白带清稀，畏寒喜暖。本方也适用于宫寒不孕患者。

【疗效】蔡某，35岁，腰痛，小腹痛已5年余，妇科检查诊为"盆腔炎"。现阴道不规则出血，给予温经活血药3剂后，阴道出血已止，仍有轻微腹痛。再以暖宫定痛汤15剂后，腰腹疼痛消失。

【来源】北京中医医院，北京市中医学校. 刘奉五妇科经验. 北京：人民卫生出版社，2006：305，257

疏气定痛汤

制香附 10g　川楝子 10g　延胡索 10g　五灵脂 10g　没药 5g　枳壳 5g　木香 5g　当归 10g　乌药 10g

【用法】水煎服，每天 2 次，每日 1 剂。

【功效】行气活血，化瘀止痛。

【适应证】**慢性盆腔炎（气滞血瘀型）**。症见：腰腹疼痛，或有下坠感，月经前后及劳累后加重。

【疗效】赵某，3 岁，腰痛，小腹痛，肛门下坠已半年之久。检查诊为宫骶韧带炎。曾按清热利湿和温宫散寒等法治疗，症状未减。舌质黯红，脉弦滑。给予疏气定痛汤 5 剂后，腰腹疼痛及肛门下坠感基本消失，近期症状改善。

【来源】北京中医医院，北京市中医学校. 刘奉五妇科经验. 北京：人民卫生出版社，2006：306，258

慢性盆腔炎方

茯苓 12g　桂枝 2.5g　赤芍 9g　桃仁 9g　败酱草 20 克 g　红藤 20g　川楝子 9g　延胡索 9g　制香附 9g　紫草根 20g

【用法】水煎服，每天 2 次，每日 1 剂。非经期服用。

【功效】理气化瘀。

【适应证】**慢性盆腔炎（寒湿郁滞型）**。症见：少腹两侧隐痛、坠胀、喜暖喜按，经来前后较甚，有时低热，腰骶酸楚，带多色黄，经期失调，痛经不孕。

【临证加减】黄带多者，加椿根皮 12 克 g、鸡冠花 12g；腰酸者，加续断 9g、狗脊 9g；气虚者，加党参 9～12g、白术 9g、茯苓 12g、生甘草 3g；血虚者，加当归 9g、生地黄 9g、熟地黄 9g、川芎 4.5g、白芍 9g；便秘者，加生大黄 2.5g 或全瓜蒌 12g。

【来源】黄素英，等. 中医临床家蔡小荪. 北京：中国医药科技出版社，2002：177

🪷 清化止带方

败酱草 30g　红藤 15g　木香 10g　白果仁 10g　延胡索 9g　川楝子 12g　赤芍 15g　丹参 30g　香附 10g　甘草 6g

【用法】水煎服，每天 2 次，每日 1 剂。

【功效】清热解毒，行气化瘀。

【适应证】**盆腔炎、子宫内膜炎（瘀热互结、气滞血瘀型）**。症见：平时腰痛，月经期加重，白带量多，色黄，质稠，有异味。舌红或有瘀斑、瘀点，苔黄或腻，脉滑数。

【来源】胡国华，罗颂平. 全国中医妇科流派研究. 北京：人民卫生出版社，2012：207

🪷 木香调经汤

大黄（酒制）9g　木香 6g　香附 15g　延胡索 15g　五灵脂 10g　茯苓 15g

【用法】水煎服，每天 2 次，每日 1 剂。

【功效】活血通经，理气止痛，清热祛湿。

【适应证】**盆腔炎（湿滞血瘀型）**。本方也可用于湿滞血瘀引起的月经不调，腹痛，子宫内膜炎，宫体炎，附件炎。

【来源】胡国华，罗颂平. 全国中医妇科流派研究. 北京：人民卫生出版社，2012：469

🪷 盆腔炎方

蒲公英 15g　败酱草 15g　红藤 15g　丹参 15g　当归 12g　赤芍 10g　夏枯草 15g　牡蛎 20g　薏苡仁 15g　炮甲珠 12g　金银花 12g　连翘 10g　橘核 1g　海藻 15g　生鸡内金 10g　生甘草 5g

【用法】水煎服，每天 2 次，每日 1 剂。

【功效】清热消炎，活血化瘀，软坚散结。

【适应证】**盆腔炎（湿热瘀滞型）**。

【临证加减】若正气亏虚者，可加黄芪 12g、党参 10g、白术 10g、山药

12g；腰酸痛，加续断 10g、桑寄生 10g、阳起石 10g、蛇床子 10g、紫石英 12g、淫羊藿 10g、枸杞子 10g。

【疗效】顾某，29 岁，婚后 3 年未孕，B 超"右侧附件见 3.5cm×3.5cm 大小肿块"，妇科检查：右侧可摸及 3.5cm×3.5cm 大小肿块，服药 7 帖后，月经按时来潮，继续调理 8 诊后怀孕。

【来源】施杞. 上海历代名医方技集成. 上海：学林出版社，1994：894

桂己合方

桂枝 9g　茯苓 9g　桃仁 9g　牡丹皮 9g　赤芍 15g　防己 15g　椒目 9g　葶苈子 9g　酒大黄 9g

【用法】水煎服，每天 2 次，每日 1 剂。

【功效】活血祛瘀，逐水消癥。

【适应证】**附件炎（瘀血郁滞型）**。症见：附件囊性包块，其包块按之有囊性感，常伴有少腹胀痛，腰痛或少腹冷，脉沉软或软滑，舌淡黯，或边有瘀点，苔灰薄白。

【临证加减】若包块按之柔软者，加昆布 15g、海藻 15g；若包块按之坚硬腹痛者，加三棱 9g、莪术 9g；腰胀痛者，加乌药 9g、牛膝 9g；大便溏者，去大黄，加大枣 12g；少腹寒痛者，加高良姜 6g、制香附 12g。

【疗效】闵某，34 岁，右侧附件发现混合型包块，伴有腹痛，经以桂己合方 10 剂治疗，包块消失。

【来源】黄樱. 刘云鹏妇科医案医话. 北京：人民卫生出版社，2010：8

刘云鹏，等. 中医临床家刘云鹏. 北京：中国医药科技出版社，2001：181

除湿化瘀汤

当归 9g　白术 9g　茯苓 9g　川芎 9g　白芍 15g　泽泻 10g　柴胡 9g　枳实 9g　甘草 6g　川楝子 12g　延胡索 15g

【用法】水煎服，每天 2 次，每日 1 剂。

【功效】除湿化瘀通络。

【适应证】**慢性盆腔炎，或盆腔炎迁延日久不愈（湿热郁滞型）**。症见：腹痛，腰骶部酸痛，舌淡黯，边齿痕，脉沉软。

【来源】黄樱. 刘云鹏妇科医案医话. 北京：人民卫生出版社，2010：176

🪷 地蚤汤

地丁草 15g　蚤休 15g　虎杖 15g　当归 10g　川楝子 10g　延胡索 10g　川芎 5g

【用法】水煎服，每天 2 次，每日 1 剂。

【功效】清热利湿，活血通络。

【适应证】附件炎（肝郁湿热郁结型）。

【临证加减】若附件炎，热毒重者，加金银花 10g、连翘 10g、蒲公英 15g；若血虚者，加丹皮 10g；偏湿热者，加黄柏 10g；偏湿重者，加车前子 10g、萆薢 10g；疼痛明显，胀痛者，加枳壳 10g、香附 10g；刺痛者，加乳香 10g、没药 10g、失笑散 10g；痛在少腹者，加橘核 10g；痛在腰部者，加续断 10g、桑寄生 10g；输卵管积水，加猪苓 10g、茯苓 10g、泽泻 10g、车前子 10g；输卵管不通，加山楂 10g、败酱草 15g、桃仁 6g、炮穿山甲 6g。

【疗效】龙某，36 岁，继发不孕，诊断为两侧输卵管不通，治疗以地蚤汤加败酱草、炮穿山甲、路路通、王不留行，共服 35 剂，碘油造影报告：子宫输卵管未见异常，双侧输卵管通畅。继以养阴益肾，养血活血之品以善后，成功妊娠。

【来源】吴大真，乔模. 现代名中医妇科绝技. 北京：科学技术文献出版社，2000：259

🪷 活络通管汤

肉桂 6g　熟地黄 12g　茯苓 9g　牡丹皮 9g　苏木 9g　当归 9g　甘草 3g　通草 9g　天花粉 12g　沉香 6g　王不留行 15g　砂仁 9g　漏芦 10g　穿山甲珠 9g

【用法】水煎服，每天 2 次，每日 1 剂。

【功效】温运阳气，化瘀通络。

【适应证】附件炎（阳虚寒凝型）。症见：输卵管不通或通而不畅，腹痛喜温熨，舌淡黯，苔灰白，脉沉软。

【疗效】田某，28岁，继发不孕2年，子宫输卵管造影示：双侧输卵管阻塞。以活络通管汤21剂，行通液术：术中注入药液30ml，推注阻力大，回流约一半。继守前方15剂，再次行通液术提示：双侧输卵管通畅。

【来源】黄樱. 刘云鹏妇科医案医话. 北京：人民卫生出版社，2010：176

安盆消炎汤

金银花10g　连翘10g　薏苡仁30g　红藤15g　紫花地丁10g　败酱草10g　紫河车10g　泽泻10g

【用法】水煎服，每天2次，每日1剂。

【功效】清热解毒。

【适应证】**急、慢性盆腔炎（湿热内结型）。**

【临证加减】若腹痛明显者，加香附10g、延胡索10g；若腹部触及肿块者，可加夏枯草12g、鳖甲10g、牡蛎10g、浙贝母10g、莪术10g。

【来源】施杞. 上海历代名医方技集成. 上海：学林出版社，1994：591

调肝汤

熟地黄20g　枸杞子20g　甘草20g　白芍20g　延胡索20g　土茯苓20g　鱼腥草20g　当归15g　王不留行15g　川楝子15g　鳖甲15g　淮牛膝15g　枳壳15g　通草10g　皂角刺10g

【用法】水煎服，每天2次，每日1剂。

【功效】补肾疏肝，解毒除湿，软坚散结。

【适应证】**慢性盆腔炎（肾虚肝郁型）。**

【来源】刘格，冯晓玲，田明健，等. 韩百灵教授治疗慢性盆腔炎经验介绍. 新中医，2007，39（6）：10

解毒化浊方

金银花10g　蛇莓10g　茯苓10g　泽泻10g　半枝莲10g　三棱10g　炮穿山甲5g　白花蛇舌草15g　薏苡仁15g　香附12g

【用法】上方加水1000ml，煎成约400ml，分早晚2次温服，于月经期第1天开始口服，每天1剂，连续服用5天。于月经干净后保留灌肠，解毒化浊灌肠中药制备：解毒化浊方药物加水 1000ml 浓煎成 150ml，患者先排空大便，用一次性导尿管插入直肠，深度约 15cm。灌肠后进行电磁波治疗仪治疗 40 分钟，10 天为一疗程。连续治疗 3 个月经周期。

【功效】解毒化浊，理气活血。

【适应证】**慢性盆腔炎（浊毒内蕴，气滞血瘀型）。**

【疗效】以本方治疗慢性盆腔炎患者 40 例，治愈 18 例（45.00%），显效 8 例（20.00%），有效 8 例（20.00%），无效 6 例（15.00%），总有效率 85.00%。随访 8~12 月，失访 2 例（5.00%），复发 5 例（12.50%）。

【来源】刘京芳，张培红. 解毒化浊方治疗慢性输卵管炎临床观察. 新中医，2012，44（8）：102-103

盆炎方

红藤 20g　败酱草 15g　虎杖 15g　续断 15g　杜仲 15g　当归 10g　赤芍 10g　丹参 10g　泽兰 10g　香附 10g　牡丹皮 10g　生蒲黄 10g　三七 6g　乳香 5g　没药 5g　甘草 5g

【用法】水煎服，每天 2 次，每日 1 剂。从月经干净后开始服药，直至下次月经来潮，经期停服。1 个月经周期为一疗程。连续服用 3 个疗程。

【功效】清热利湿，活血化瘀。

【适应证】**慢性盆腔炎（湿热瘀结型）。**

【疗效】以本方治疗慢性盆腔炎患者 30 例，以妇科千金片为对照组。总有效率治疗组为 96.67%，对照组为 66，67%。差异有显著意义（$P<0.05$）。

【来源】匡继林，席雅芳，贺冰，等. 盆炎方治疗慢性盆腔炎（湿热瘀结型）30 例临床观察. 新中医，2008，40（4）：57-58

银翘红酱解毒汤

金银花 30g　连翘 30g　败酱草 30g　红藤 30g　牡丹皮 9g　延胡索 9g　川楝子 9g　栀子 12g　赤芍 12g　桃仁 12g　薏苡仁 12g　乳香 4.5g　没药 4.5g

【用法】水煎服，每天 2 次，每日 1 剂。药渣趁热用棉布袋装外敷附件区，每天 1 次，每次敷 30 分钟。治疗 10 天为一疗程。

【功效】清热解毒祛湿，疏肝化瘀止痛。

【适应证】**慢性盆腔炎（湿热瘀结型）。**

【疗效】以本方治疗慢性盆腔炎患者 36 例，共观察 2 个疗程。治愈 25 例（腰骶部酸痛、下腹坠胀疼痛等症状消失，妇科检查附件区无压痛，随访半年无复发），好转 8 例（自觉症状基本消失，妇科检查附件区压痛减轻），无效 3 例（症状体征皆无明显改善），总有效率为 91.67%。

【来源】姬莉丽. 银翘红酱解毒汤治疗慢性盆腔炎 36 例. 新中医，2008，40（8）：81 - 82

芪藤止痛汤

黄芪 30g　忍冬藤 30g　五灵脂 10g　蒲黄 10g　延胡索 15g　川楝子 10g　香附 10g　桃仁 10g　鸡内金 10g　赤芍 15g　白芍 15g　丹参 15g

【用法】水煎服，每天 2 次，每日 1 剂。

【功效】益气、活血、散结。

【适应证】**慢性盆腔炎（气虚血瘀型）。**

【疗效】以本方治疗慢性盆腔炎患者 100 例，治愈 69 例（下腹坠胀疼痛或腰骶部胀痛消失，月经、带下恢复正常，妇检正常及 B 超检查下腹条索状物或包块消失），有效 22 例（下腹坠胀疼痛或腰骶部胀痛基本消失，月经、带下趋于正常，妇检及 B 超检查下腹部包块消失 1/3 以上），无效 9 例（所有症状及下腹包块无变化），治愈率 69%，总有效率 91%。其中 23 例不孕者有 10 例怀孕。

【来源】周英. 芪藤止痛汤治疗气虚血瘀型慢性盆腔炎 100 例. 广西中医药，2007，30（2）：48

红藤败酱益母煎

红藤 15g　败酱草 15g　益母草 15g　土茯苓 15g　赤芍 15g　白芍 15g　当归 10g　川楝子 10g　延胡索 10g　莪术 10g　柴胡 10g　车前子（包煎）10g　薏苡仁 30g　黄芪 30g

【用法】水煎服，每天 2 次，每日 1 剂。30 天为 1 个疗程，月经期停服。

【功效】疏肝理气，活血化瘀，益肾，清热利湿散结。

【适应证】慢性盆腔炎（湿热郁结型）。

【疗效】以本方治疗慢性盆腔炎患者 50 例，用药 1~3 个疗程，临床治愈 31 例（症状及局部体征消失，因炎症引起的不孕治疗后妊娠，或输卵管不通治疗后通畅，或 B 超检查炎性包块消失），显效 9 例（症状消失，B 超治疗前后同时期对比检查，盆腔包块缩小 1/2 以上，或输卵管完全阻塞为部分阻塞），有效 8 例（症状显著减轻，B 超复查盆腔炎性包块较前缩小 1/3，或附件增厚压痛明显减轻），无效 2 例（治疗前后无变化），总有效率为 96%。治愈时间最短者 15 天，最长者 90 天，病程越短，治愈率越高，无效 2 例均为病程 10 年以上者。

【来源】刘翔川. 红藤败酱益母煎治疗慢性盆腔炎 50 例. 陕西中医药，2003，24（5）：390-391

🪷 三仁败酱汤

败酱草 30g　生薏苡仁 30g　冬瓜仁 15g　赤芍 15g　土茯苓 15g 丹参 15g　延胡索 15g　丹皮 12g　桃仁 12g　生鸡内金 12g　炙甘草 5g

【用法】水煎服，每天 2 次，每日 1 剂。连服 15 天为一疗程，一般用药 1~3 个疗程，经期酌情使用。

【功效】清热解毒、活血化瘀。

【适应证】慢性盆腔炎（湿热瘀结型）。

【疗效】以本方治疗慢性盆腔炎患者 36 例，1~3 个疗程治疗后，治愈 18 例（自觉症状及临床体征消失，妇检正常），有效 14 例（自觉症状减轻，妇科检查有明显改善），无效 4 例（治疗 3 个疗程，自觉症状及体征无明显变化），总有效率 88.9%。

【来源】楼国平，卢章文. 三仁败酱汤治疗慢性盆腔炎 36 例. 陕西中医药，2004，25（11）：980-981

🪷 妇炎汤

大黄 6g（后下），当归 10g　川芎 10g　赤芍 10g　杜仲 10g　桑寄生 10g　红藤 10g　败酱草 10g　蚤休 10g　枳壳 10g　香附 10g　川楝子 15g　延胡索 15g　益母草 20g

【用法】水煎服，每天2次，每日1剂。

【功效】清热解毒，活血化瘀。

【适应证】**慢性盆腔炎（湿热瘀结型）**。症见：腹胀痛，时有下坠感，腰骶酸痛，遇劳累、性交、经期前后加重，并常伴有便秘。妇科检查：子宫体压痛阳性，双侧附件区压痛阳性，有时双侧附件区可触及混合性包块及增厚。

【临证加减】无包块者，如白带量多，色黄，加黄柏15g、土茯苓15g；有包块者，加丹参12g、三棱12g、莪术12g。

【疗效】以本方治疗慢性盆腔炎患者100例，无包块组：病情较轻者，连服7剂，痊愈。对病情较重者，连服10剂，痊愈。有包块组：连服30剂治愈18例，有效8例，无效4例。总有效率90%。

【来源】雷青莲. 妇炎汤治疗慢性盆腔炎100例. 陕西中医药，2010，31（7）：874

🪷 红藤汤

续断15g 车前子15g 柴胡10g 荆芥10g 山药10g 茯苓10g 炒当归10g 炒白芍10g 制香附10g 泽泻10g 忍冬藤30g 红藤30g 败酱草30g 生薏苡仁30g

【用法】水煎服，每天2次，每日1剂。1个月为1个疗程。

【功效】清热解毒利湿，理气活血，逐瘀消癥。

【适应证】**慢性盆腔炎（湿热蕴结，气滞血瘀型）**。

【临证加减】气滞血瘀者，加郁金10g、丹参15g；寒湿凝滞者，加乌药10g、广木香6g；气虚血瘀者，加炙黄芪20g、紫丹参15g。

【疗效】以本方治疗慢性盆腔炎100例，治疗过程中大多数患者有轻松舒适感，一般治疗3～5天后腹痛、下腹痛、性交痛、白带多、附件增厚及压痛，痛经及月经失调等症状开始减轻，平均1～1.5个疗程后，治愈81例（症状、体征消失，妇科检查正常），占81%；显效7例（症状消失，妇科检查有显著改善），占7%；好转3例（症状、体征及妇科检查均有所减轻），占3%；无效9例（治疗后无改善）。总有效率91%。

【来源】杨准叶. 红藤汤治疗慢性盆腔炎100例. 陕西中医药，2010，31（7）：786.

🪷 加味甘姜苓术汤

炙甘草10g 干姜10g 茯苓10g 白术15g 桂枝10g 延胡

索 10g

川楝子 10g　柴胡 10g

【用法】水煎服，每天 2 次，每日 1 剂。1 个月为 1 个疗程。

【功效】温经散寒，健脾利湿，行气止痛。

【适应证】**慢性盆腔炎（寒湿凝滞型）。**

【临证加减】小腹冷痛甚者，加炮姜 5g、小茴香 5g、吴茱萸 6g；腰骶酸痛者，加桑寄生 10g、杜仲 10g、续断 10g、狗脊 10g；带下量多色白者，加苍术 12g、车前子 10g；色黄者，加蒲公英 15g、金银花 10g；久病体虚乏力者，加黄芪 12g、党参 10g；腹中结块者，加丹参 10g、三棱 10g、莪术 10g、山慈菇 12g、半枝莲 12g。

【疗效】以本方治疗慢性盆腔炎 30 例。经 1~2 个月治疗，30 例中痊愈 24 例（临床症状消失，妇科检查子宫活动度改善，双侧附件较前柔软，增厚或硬结消失，无压痛），好转 4 例（临床症状好转，妇科检查附件压痛减轻，但增厚或结节未消失），无效 2 例（自觉症状和妇科检查结果同治疗前），有效率为 93%。

【来源】张莉莉，夏阳. 甘姜苓术汤加味治疗寒湿凝滞型慢性盆腔炎 30 例. 四川中医，2010，28（4）：91－92

疏肝活血方

醋炒柴胡 12g　醋炒香附 12g　郁金 12g　三棱 12g　莪术 12g

【用法】水煎，分早晚 2 次饭后温服，从月经第 7 天开始，1 日 1 剂，连用 15 天，然后隔日 1 剂，至月经来停止。下个月经周期重复治疗。以 1 个月经周期为 1 个疗程，连续治疗 2 个疗程。

【功效】疏肝理气，活血化瘀。

【适应证】**盆腔瘀血综合征（肝郁、气滞、血瘀型）。**

【临证加减】便秘者，去郁金，加枳实 12g；白带过多者，加炒扁豆 15g、炒薏苡仁 15g；失眠多梦严重者，加合欢花 10g、炙远志 12g；气短乏力明显者，加白术 15g。

【疗效】以本方治疗盆腔瘀血综合征 33 例，痊愈 16 例（临床症状消失，彩色超声检查无明显盆腔静脉瘀血症表现），好转 13 例（症状、体征减轻或消失，彩色超声检查盆腔静脉瘀血有不同程度改善），无效 4 例（症状、体征及辅助检查均无变化或加重），有效率占 87.88%。

【来源】牛国英. 疏肝活血方治疗盆腔瘀血综合征 33 例. 中医研究，2009，22（5）：46 – 47

益气疏肝化瘀汤

生黄芪 30g 醋柴胡 12g 延胡索 12g 桂枝 12g 香附 10g 炒三棱 10g 莪术 10g 淫羊藿 15g 当归 15g 路路通 15g 续断 15g 杜仲 15g 枳壳 15g 川芎 18g 鸡血藤 20g

【用法】每剂水煎 2 次得药液 400ml，早晚分服，经期停服，2 个月为 1 个疗程。

【功效】益气温阳，疏肝行滞，化瘀通络。

【适应证】**盆腔瘀血综合征（脾肾阳虚，肝郁气滞，经络瘀阻型）。**

【疗效】以本方治疗盆腔瘀血综合征 42 例，观察 1 ~ 2 个疗程。痊愈 12 例（临床症状、体征消失，彩色多普勒超声检查盆腔静脉扩张消失），显效 18 例（临床症状、体征明显减轻，盆腔静脉扩张减轻 2/3 以上），有效 10 例（临床症状、体征减轻，盆腔静脉扩张减轻 1/3 以上），无效 2 例（临床症状、体征及盆腔静脉扩张基本无改善），总有效率 95.24%。

【来源】郝润江. 益气疏肝化瘀汤治疗盆腔瘀血综合征 42 例. 陕西中医，2010，31（7）：796

益气活血汤

黄芪 15g 白术 12g 党参 12g 桃仁 10g 红花 10g 川芎 9g 丹参 9g 牛膝 10g 柴胡 6g 枳壳 6g 三棱 9g 莪术 9g 甘草 6g

【用法】水煎服，每天 2 次，每日 1 剂。月经第 5 天开始用药，连用 22 天为 1 个周期，治疗 3 个周期为 1 个疗程。

【功效】益气活血。

【适应证】**盆腔瘀血综合征（气虚血瘀型）。**

【疗效】以本方治疗盆腔瘀血综合征患者 27 例，总有效率为 92.6%。治愈 11 例，显效 9 例，有效 5 例，无效 2 例。

【来源】李清瑞. 益气活血汤治疗盆腔瘀血综合征的临床体会. 四川中医，2012，

30（12）：92-93

🪷 结核性盆腔炎方

当归9g　鳖甲9g　丹参9g　百部12g　淮牛膝9g　十大功劳叶20g　生地黄9g　女贞子9g　山海螺15g　鱼腥草9g

【用法】水煎服，每天2次，每日1剂。1个月为一疗程。

【功效】养阴和营。

【适应证】**结核性盆腔炎（气营郁滞型）**。症见：颧红咽燥，手足心热，午后潮热，夜寐盗汗，月经失调，量少色红，甚至闭阻，舌质红，脉细或兼数。

【临证加减】潮热较甚者，加银柴胡4.5g、地骨皮9g；内热，便秘者，加知母9g、麻仁9g；盗汗量多者，加柏子仁丸12g吞服。

【来源】黄素英，等. 中医临床家蔡小荪. 北京：中国医药科技出版社，2002：177

🪷 温阳利水汤

牵牛子9g　槟榔12g　白术9g　木瓜9g　木香9g　茯苓15g　猪苓15g　泽泻15g　车前子（包煎）12g　桂枝9g　大腹皮9g

【用法】水煎服，每天2次，每日1剂。

【功效】温阳利水行气。

【适应证】**盆腔积液（阳虚水停型）**。B超示：盆腔积液。

【来源】胡国华，罗颂平. 全国中医妇科流派研究. 北京：人民卫生出版社，2012：395

🪷 输卵管积水方

黄芪15g　当归12g　川芎9g　路路通15g　桂枝9g　赤芍12g　延胡索15g　泽泻12g　木通12g　皂角刺9g

【用法】水煎服，每天2次，每日1剂。月经期间停止服药。

【功效】益气活血通络，温通消水散结。

【适应证】**输卵管积水（脾虚郁滞型）**。症见：郁郁寡欢，少腹坠胀疼痛，经行色黯有块，不孕。

【临证加减】若经来不畅，下腹疼痛明显者，加吴茱萸5g、干姜5g、桃仁 10g、红花 10g；若腰骶酸痛，畏寒肢冷者，加补骨脂 10g、杜仲 10g、淫羊藿 10g、仙茅 10g；若胸胁胀痛，口干心烦者，加玄参 10g、郁金 10g、川楝子 10g；若神疲纳差者，加白术 10g、党参 10g、茯苓 12g。

【来源】胡国华，罗颂平. 全国中医妇科流派研究. 北京：人民卫生出版社，2012：578

🪷 输卵管不通方

当归 10g　赤芍 10g　川芎 10g　桃仁 10g　香附 10g　路路通 10g　穿山甲 10g　丹参 30g　金银花 30g　白花蛇舌草 30g　丹皮 12g　王不留行 15g

【用法】水煎服，每天 2 次，每日 1 剂。

【功效】疏肝理气，活血通络，清热利湿。

【适应证】**盆腔炎（湿热瘀滞型）。输卵管不通。**

【来源】胡国华，罗颂平. 全国中医妇科流派研究. 北京：人民卫生出版社，2012：470

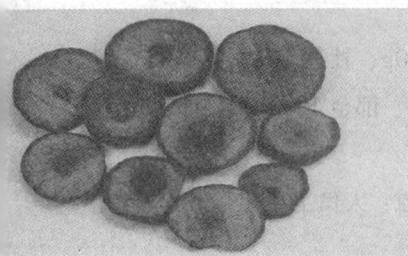

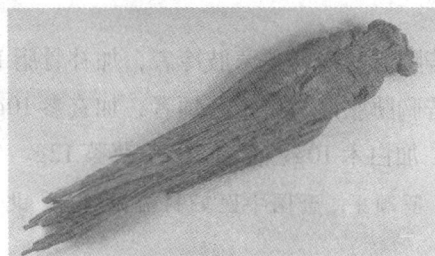

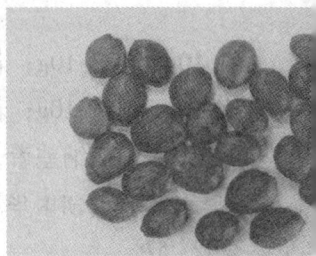

第十六章
不孕症

不孕症是指育龄夫妇同居，性生活正常，配偶生殖功能正常，未避孕1年未孕者；或曾孕育过，未避孕1年以上未再受孕者。

不孕症在中医有"全不产"、"断续"等病名之称，前者属于"原发性不孕"，后者属于"继发性不孕"。导致不孕的原因就脏腑而言，多与肝脾肾相关。不孕症的治疗原则是调理脏腑、冲任、气血。具体辨证选用补肾、疏肝、健脾、燥湿化痰和活血化瘀等。中医中药在不孕症的治疗中，通过整体调节体现了较好的治疗优势。

益肾逐瘀利水汤

熟地黄 12g　当归 10g　白芍 10g　续断 10g　巴戟天 10g　艾叶 6g
生杜仲 10g　乌药 9g　炙甘草 5g　泽兰 12g　红花 10g　三棱 10g
车前子 6g　王不留行 6g

【用法】水煎服，每天 2 次，每日 1 剂。月经第 10 日开始口服，饭后服用，连服 7 日。3 个月经周期为一疗程。

【功效】补肾阳，活血化瘀，促进卵泡发育。

【适应证】**排卵障碍性不孕症（肾虚血瘀型）。**

【疗效】以益肾逐瘀利水汤治疗肾虚血瘀型排卵障碍性不孕症 30 例，用药 1 疗程后，排卵 21 例，占 70%，妊娠 19 例，占 63.3%。

【来源】范萌. 益肾逐瘀利水汤治疗肾虚血瘀型排卵障碍性不孕症临床观察. 北京中医药，2012，（4）：296－298

李氏促排卵汤 1

熟地黄 10g　山药 15g　柴胡 12g　川芎 10g　何首乌 10g　桑寄生
10g　菟丝子 12g　茯苓 10g　白术 10g　山茱萸 10g　沙苑子 10g　甘
草 6g

【用法】水煎服，每天 2 次，每日 1 剂。连服 10 剂为 1 个疗程，经期停服。

【功效】补肾促排卵。

【适应证】**卵巢功能障碍不排卵不孕症（肾虚型）。**

【临证加减】若肾阴虚者，加枸杞子 10g、杜仲 10g；肾阳虚者，加淫羊藿 5g、肉苁蓉 10g；气滞血瘀者，加香附 12g、红花 10g；气虚者，加黄芪 15g、人参 10g；阳虚者，加肉桂 5g、附子 10g；阴虚者，加龟板 10g、白芍 10g。

【疗效】促排卵汤治疗不孕症 76 例，经治疗 1～3 个疗程，孕而生育者 30

例，孕而未生产者 9 例，孕而自然流产者 5 例，达到生育标准（即指临床治疗后患者出现卵泡正常成熟并排放，黄体期即高温达到 12 天以上）但未孕者 18 例，治疗后无变化者 14 例，总有效率 81.6%。

【来源】李宪玲. 促排卵汤治疗不孕症 76 例. 福建中医药，2003，(3)：20 – 21

补肾调肝方

枸杞子 15g　菟丝子 15g　女贞子 15g　覆盆子 15g　车前子 10g
淫羊藿 15g　山茱萸 12g　熟地黄 20g　鹿茸 3g　柴胡 10g　枳壳 10g
白芍 25g

【用法】上药加水，经多联提取罐提取后，制成口服液，每次 40ml 每日 3 次（120ml 相当于 1 剂中药常量）内服。从月经第 5 天开始服药，至月经来潮时停服。

【功效】补肾调肝。

【适应证】**不孕症（肾虚型）**。

【疗效】以本方治疗黄体功能不全性不孕 30 例，痊愈 12 例（1 年内能受孕，无早期流产现象），显效 10 例（黄体功能改善或基础体温改善，血孕酮升高，临床主症好转），有效 7 例（患者在治疗 6 个月经周期后没有妊娠，但相关症状、体征与实验室检测指标好转 30% 以上者），无效 1 例（基础体温、血孕酮、临床主要症状等均无变化），总有效率为 96.67%。

【来源】陈仁礼. 补肾调肝方治疗黄体功能不全性不孕 50 例的体会. 贵阳中医学院学报，2012，34（3）：95 – 96

育阴补血汤

熟地黄 10g　山药 10g　当归 10g　白芍 10g　枸杞子 10g　炙甘草 6g　山茱萸 10g　丹皮 10g　龟板 12g　鳖甲 12g

【用法】水煎服，每天 2 次，每日 1 剂。

【功效】补血滋阴。

【适应证】**不孕症（血虚型）**。症见：婚后 3 年以上不孕，月经量少，色浅淡，头眩目花，皮肤干涩，心悸，失眠，善惊，手足心热，面色萎黄，舌质干淡，脉象虚细。

【来源】韩百灵. 百灵妇科. 哈尔滨：黑龙江人民出版社. 1980：153

益阳渗湿汤

熟地黄10g　山药10g　白术10g　茯苓10g　泽泻8g　枸杞子10g　巴戟天10g　菟丝子10g　肉桂5g　制附子5g　鹿角胶10g　补骨脂10g　陈皮8g　甘草6g

【用法】附子先煎45分钟，再入其余药物。水煎服，每天2次，每日1剂。

【功效】温肾扶阳固冲。

【适应证】**不孕症（肾阳虚型）**。症见：婚后多年不孕，月经量少，色清稀，白带绵绵，腰膝酸软，四肢不温，大便溏薄，头眩健忘，面色晦暗，舌质淡润，苔白滑，脉象沉弱。本方去附子也可用于习惯性流产者。

【疗效】陆某，28岁，婚后2年内连妊4次，每受孕3月左右，即无故流产。中医诊为肾阳不足，命门虚衰，以本方去附子，制成丸剂，连服2月受孕，足月后正常产子。

【来源】韩百灵. 百灵妇科. 哈尔滨：黑龙江人民出版社. 1980：154

调肝理气汤

当归10g　白芍10g　柴胡8g　茯苓10g　白术10g　丹皮10g　香附10g　全瓜蒌10g　牛膝10g　川楝子10g　王不留行10g　通草10g　甘草6g

【用法】水煎服，每天2次，每日1剂。本方宜久服才能生效。

【功效】调肝理气和血。

【适应证】**不孕症（肝郁气滞型）**。症见：婚后多年不孕，月经提前错后无定期，经色紫暗稠黏，或孕育后又数年不孕，经期乳房胀痛，小腹痛，性躁多怒，胸胁满，善太息，精神抑郁，面色青暗，舌质红苔黄，脉象弦滑有力。

【临证加减】如兼有肾虚腰酸者，加续断10g、桑寄生10g。

【疗效】坂本某，年40许，婚后12年未孕，排除器质性病变，中医诊断为肝郁不孕，守本方加减治疗半年余，顺利产下一健康女婴。

【来源】韩百灵. 百灵妇科. 哈尔滨：黑龙江人民出版社. 1980：154

治妇女方

炮附子 15g　鹿角胶 12g　熟地黄 12g　肉苁蓉 12g　山茱萸 12g
枸杞子 12g　酸枣仁 12g　杜仲 12g　肉桂 6g　小茴香 6g　当归 12g
穿山甲 9g　泽兰 12g　磁石 30g　炒白芍 15g　炒麦芽 15g

【用法】附子先煎 45 分钟，其余药加水约 500ml，先泡 20 分钟，武火煮沸后，改小火再煮沸 30 分钟，取液约 200ml；二煎，加水约 400ml，武火煮沸后，入肉桂，改小火再煮沸 30 分钟，取液约 200ml；两煎药汁混合后，阿胶烊化调入，分成 2 份。口服（温服），每天 2 次，每日 1 剂。

【功效】补益阴阳，温经活血。

【适应证】**不孕症（肾阴阳两虚，兼有瘀滞型）**。症见：婚后多年不孕，月经或前或后，量少，色淡，精神萎靡，或有经期腹痛。脉象虚弱。本方可用于子宫发育不良，或卵巢功能障碍，卵泡发育不良者。

【疗效】钱某，年 30 许，结婚 4 年未孕。西医检查，确诊为子宫发育不良，输卵管肿胀，排卵异常，中医辨证为阴阳两虚，命火无权。以本方治疗，前后 20 余剂，患者性欲增强，卵巢肿胀消失，排卵正常。

【来源】招萼华. 祝味菊医案经验集. 上海：上海科学技术出版社. 2007：225

丙种宝月丸

白薇 45g　泽泻 42g　当归 20g　白芷 30g　黄柏 50g　肉桂 20g
藁本 18g　川芎 20g　石膏 50g　桃仁 45g　麦冬 42g　党参 30g　川椒
45g　茯苓 30g　橘皮 10g　车前子 45g　蒲黄 42g　赤石脂 20g　紫石
英 80g　庵闾子 50g　蛇床子 20g　覆盆子 40g　干地黄 45g　干姜 45g
龙骨 40g　远志 40g　禹余粮 40g　细辛 40g

【用法】上药共研成细末，以蜜制丸，每丸 10g 大小。每次服用 20g，每日 1 次，病重者，早晚各 1 次，空腹温开水送服。20 日为一疗程，可以根据疗效，服用 1~10 个疗程。

【功效】调经种子。

【适应证】**不孕症（气滞血瘀型）**。症见：月经紊乱，经期提前或错后，经期腹痛，经色黑暗，经量不多，或经色淡质稀。月经气味腥臭或经来有结块，色暗紫如猪肝色，白带量多或赤白带下，腰酸。本方也可以用于治疗下腹有炎性包块，或子宫肌瘤等属于中医癥瘕不孕者。

【来源】上海中医学院中医文献研究所. 历代中医珍本集成（恽铁樵《论医集》）. 上海：上海三联书店出版社，1990：189

妇宝胜金丹方

　　香附 1000g　熟地黄 270g　白薇 240g　党参 90g　当归 90g　白芍 90g　川芎 90g　白芷 90g　茯苓 90g　肉桂心 90g　牛膝 90g　丹皮 90g　藁本 90g　赤石脂 60g　白石脂 60g　乳香 60g　没药 60g　甘草 45g　琥珀 30g　朱砂 30g

【用法】先将赤石脂、白石脂用醋浸泡 3 日后，在炭火上煅至醋干，研成细末，备用。其余药物用黄酒浸泡 1 年，晒干，共研细末，炼蜜为丸。每次服 9g，早晚各 1 次。可以长期服药，服药 2~3 个月有效。

【功效】养血调经。

【适应证】**不孕症（经血不调型）**。本方可以用于治疗女性原发或继发性不孕、女性乳腺发育不良。

【疗效】李某，37 岁，继发不孕 13 年，月经提前，服用本丹药，2 月后月经如期，未及 1 年顺利产子。徐某，30 岁，婚后 10 年未孕，体瘦，乳房发育如男性，服用本丸药，3 月后，乳房膨隆如常人，翌年生一女婴，后又生育数胎。

【来源】中医研究院. 岳美中医案集. 北京：人民卫生出版社，1978：152（本方原载于饲鹤亭集方书）

加减抑气汤

　　茯苓 10g　陈皮 10g　制香附 10g　菟丝子 10g　白芍 10g　生地黄 12g　当归 10g　川芎 10g

【用法】水煎服，每天 2 次，每日 1 剂。

【功效】调经种子。

【适应证】**不孕症（气盛血虚型）**。本方也可用于血虚气郁之月经不调者。

【临证加减】若血虚者，去生地黄，加熟地黄 12g、丹参 9g；若血热，月经提前，量多，色紫者，去川芎，加黄芩 10g、丹皮 10g 或加黄连 6g、黄柏 10g；若血虚而热，月经提前，量少色淡者，加地骨皮 10g、丹皮 10g；若气实血瘀，月经错后，量少，色紫腹痛者，去陈皮、白芍，加赤芍 10g、桃仁 10g、红花 6g、青皮 10g、枳壳 10g；若经行乳胀者，加青皮 10g 或橘叶 10g、柴胡 6g；若血虚而寒，月经错后，色淡者，去生地黄，加肉桂 3g、黄芪 12g、熟地黄 12g；若经行腹痛，气滞者，去陈皮，加青皮 10g、枳壳 10g、延胡索 10g、苏梗 10g；经行腹痛，若血瘀者，加桃仁 10g、红花 10g、牛膝 10g；经行腹痛，若血寒者，加吴茱萸 5g、生姜 10g；若闭经，气郁者，加苏梗 10g、枳壳 10g、肉桂 3g、泽泻 10g；血瘀者，加桃仁 10g、红花 6g、肉桂 3g、泽泻 10g；若血热妄行，量多，色红者，去川芎、陈皮、菟丝子，加黄芩 10g、黄柏 10g 或黄连 5g、椿根皮 10g；若湿重带下者，加白术 10g、山药 15g、白芷炭 10g、椿根皮 10g、肉桂 3g。

【疗效】尚某，30 岁，月经提前，量少色黑，婚后 8 年不孕，经以本方合金铃子散治疗，3 月后月经正常。

【来源】王允升，张吉人，魏玉英. 吴少怀医案. 济南：山东科学技术出版社，1983：429，281

菀蓉合剂

菟丝子 15g　肉苁蓉 10g　山药 15g　熟地黄 15g　枸杞子 15g　续断 10g　当归 10g　淫羊藿 10g　香附 6g

【用法】水煎服，每天 2 次，每日 1 剂。

【功效】补肾助孕。

【适应证】**不孕症（肾虚型）**。

【临证加减】若阴虚者，加女贞子 10g、旱莲草 10g、龟板 12g；若阳虚者，加鹿角霜 10g、巴戟天 10g、艾叶 5g。

【来源】李衡友. 李衡友论治妇科病. 上海：上海中医药大学出版社，2004：45

调经活血合剂

当归 12g　茺蔚子 12g　赤芍 10g　泽兰 10g　茯苓 10g　川芎 6g

香附 6g

【用法】水煎服，每天 2 次，每日 1 剂。

【功效】活血化瘀。

【适应证】**不孕症（肾虚型）。**

【临证加减】偏阳虚者，加桂枝 6g、鸡血藤 10g；偏阴虚者，加丹参 12g。

【来源】李衡友. 李衡友论治妇科病. 上海：上海中医药大学出版社，2004：45

促卵泡方

山药 15g　熟地黄 12g　何首乌 12g　菟丝子 12g　当归 10g　续断 10g

【用法】水煎服，每天 2 次，每日 1 剂。

【功效】补肾活血，促卵泡发育。

【适应证】**不孕症（肾虚挟瘀型）。**

【临证加减】偏阳虚者，加仙茅 6g、淫羊藿 6g；偏阴虚者，加女贞子 10g，旱莲草 12g。

【来源】李衡友. 李衡友论治妇科病. 上海：上海中医药大学出版社，2004：46

李衡友促排卵方

当归 10g　赤芍 10g　泽兰叶 10g　熟地黄 12g　菟蔚子 12g　川芎 6g　香附 6g　红花 6g　桃仁 10g

【用法】水煎服，每天 2 次，每日 1 剂。

【功效】补肾活血，促排卵。

【适应证】**不孕症（肾虚挟瘀型）。**

【临证加减】偏阳虚者，加桂枝 6g、鸡血藤 10g；偏阴虚者，加丹参 12g，枸杞子 10g。

【来源】李衡友. 李衡友论治妇科病. 上海：上海中医药大学出版社，2004：46

促黄体方

淮山药 15g　熟地黄 12g　何首乌 12g　续断 10g　阿胶 10g　龟板 10g　枸杞子 10g　肉苁蓉 6g

【用法】水煎服，每天 2 次，每日 1 剂。

【功效】补肾活血，促黄体。

【适应证】**不孕症（肾虚挟瘀型）**。

【临证加减】偏阳虚者，加菟丝子 10g、当归 10g；偏阴虚者，加女贞子 10g、丹参 10g、旱莲草 12g。

【来源】李衡友. 李衡友论治妇科病. 上海：上海中医药大学出版社，2004：46

🪷 温肾暖宫合剂

熟地黄 12g　当归 12g　白芍 10g　桑寄生 10g　续断 10g　肉苁蓉 10g　川芎 6g　杜仲 6g　炒艾叶 6g　桂枝 6g　牛膝 6g　草豆蔻 3g

【用法】水煎服，每天 2 次，每日 1 剂。

【功效】温肾暖宫。

【适应证】**不孕症（肾虚宫寒型）**。

【来源】李衡友. 李衡友论治妇科病. 上海：上海中医药大学出版社，2004：47

🪷 中周Ⅰ号

乌鸡白凤丸　胎盘片　菟蓉合剂　调经活血合剂（见第 189 页）温经汤

【用法】经后期（经净后 1～5 天）以补冲任为主，为排卵打好基础，用乌鸡白凤丸、胎盘片 5～7 天。排卵前期及排卵期（周期第 15～16 天）以补肾为主，促进卵泡发育、排卵，用菟蓉合剂 5～10 剂。经前期及经期（相当月经 3～5 天及经期）以活血化瘀为主，用调经活血合剂，3 剂。治不孕症，经前期不用药，经期服此方。如偏虚寒者，经期服温经汤 3 剂。

【功效】补肾调经，助孕。

【适应证】**不孕症（肾虚型）**。多为无排卵月经或黄体功能不足或子宫发育不全者。症见：头晕腰酸，偏阴虚者见手足心热，心烦失眠，月经多先期，色红质稠，脉细或细弦，舌质红或有裂纹；偏阳虚者见膝软怯寒，性欲减退，月经多后期，色淡量少，甚至闭经，脉沉细或沉弱，舌质淡、苔薄白而润。肾虚肝郁不孕，除有肾虚证候外，兼见经前乳房胀痛或胁肋、少腹痛，情绪郁闷等。

【临证加减】若肾虚肝郁者，用中周1号在菟蓉合剂中加合欢皮10g、橘核10g、淮牛膝10g，或间服逍遥散加减。

【来源】李衡友. 李衡友论治妇科病. 上海：上海中医药大学出版社，2004：45

中周Ⅱ号

促卵泡汤　排卵汤　促黄体汤　调经活血合剂（见第189页）

【用法】经后期（经净后1~5天）以补肾气、养冲任为主，用促卵泡汤5剂；排卵前期或排卵期（周期第11~16天）以活血化瘀为主，用排卵汤5剂；排卵后期（周期第17~25天）以调肝肾，养冲任为主，使黄体功能健全，用促黄体汤5~7剂。经前期及经期（经周期第26~30天）以活血调经为主，用调经活血合剂。治疗不孕症，经前期不用药，经行后服此方。

【功效】活血化瘀兼补肾。

【适应证】**不孕症（肾虚挟瘀型）**。症见：腰酸膝软，少腹胀或有刺痛，经色紫暗或有血块，脉细涩，舌质暗红或有紫斑。本方法也可用于治疗多囊卵巢综合征不孕或闭经者。

【来源】李衡友. 李衡友论治妇科病. 上海：上海中医药大学出版社，2004：46

中周Ⅲ号

归脾丸　胎盘片　温肾暖宫合剂　调经活血合剂（见第189页）温经汤

【用法】经后期，以补脾肾、养冲任为主，用归脾丸、胎盘片5~7天；排卵前期及排卵期，以温肾暖宫为主，用温肾暖宫合剂5剂；经前期及经期，以活血调经为主，用调经活血合剂加桂枝6g、鸡血藤12g。治疗不孕症经前期不用药，经期服此方，或服温经汤3剂。

【功效】温肾暖宫。

【适应证】**不孕症（肾虚宫寒型）**。症见：除具有肾虚偏阳虚证外，并有明显下腹部冷感。

【疗效】治疗不孕症73例（原发性不孕67例，继发性不孕6例），均经有关检查，排除了器质性变化，诊断为卵巢功能失调（无排卵及黄体功能不全）或子宫发育不全者。中医辨证为肾虚证41例，肾虚肝郁证23例，肾虚挟瘀证 3 例，肾虚宫寒证 6 例。治疗后受孕者 39 例，总受孕率 53.42%，其中以无排卵疗效最好，受孕率 76.19%。

【来源】李衡友. 李衡友论治妇科病. 上海：上海中医药大学出版社，2004：47

二至二仙加味汤

女贞子 12g　杜仲 12g　菟丝子 12g　鹿角霜 12g　白芍 12g　桑寄生 15g　淫羊藿 15g　熟地黄 15g　仙茅 9g　当归 9g　川芎 9g　甘草 4g　柴胡 4g

【用法】水煎服，每天 2 次，每日 1 剂。

【功效】温经补肾，助孕。

【适应证】**不孕症（肾虚型）**。症见：婚后久不受孕，腰酸欲折，月经后期量少色淡，面色晦暗。

【来源】戴裕光. 戴裕光医案医话集. 北京：学苑出版社，2006：327

促孕基础方

广木香 30g　全当归 30g　益母草 90g　赤芍 45g　白芍 45g　川芎 30g　枸杞子 30g　菟丝子 30g　五味子 30g　覆盆子 30g　车前子 30g　韭菜子 30g　蛇床子 30g　女贞子 30g　续断 60g　紫河车 60g　肉苁蓉 60g

【用法】上述药物，共研细末，以蜜炼为丸，每丸重 10g，每服 1 丸，每日 3 次，白开水送服，行经期暂停。本方宜久服、常服。

【功效】补肾填精，调理冲任。

【适应证】**不孕症（肾虚精亏，气血失调型）**。本方对于原发性不孕、免疫性不孕，无明显症状者，均可使用。

【临证加减】月经量少，经期愆后者，加丹参 90g、鸡血藤 90g；经行少腹冷痛，喜暖恶寒者，加艾叶 30g、香附 30g、淫羊藿 30g；妇科检查有输卵管炎性阻塞者，去川芎，加羌活 30g、石菖蒲 30g、路路通 30g；产史不良，继发不孕者，加生黄芪 90g、黄精 60g。

【疗效】石某，30 岁，婚后 7 年未孕，略感乏力，无明显不适。经以本药丸，男女同服，每服 1 丸，每日 3 次。服药两个月后，成功受孕。

【来源】董振华，李元，范爱萍. 祝谌予经验集. 北京：人民卫生出版社，1999：134，197

芪竭颗粒

黄芪15g　桂枝5g　当归12g　赤芍6g　白芍6g　血竭5g　没药6g　茯苓10g　制大黄9g　红藤30g　败酱草15g　甘草5g

【用法】水煎服，每天2次，每日1剂。

【功效】益气养血，温经化瘀，利湿解毒。

【适应证】**不孕症（气虚夹瘀型）**。不孕症兼有慢性盆腔炎、输卵管炎、子宫内膜异位症等适宜。

【临证加减】输卵管积水者，加防己15g、薏苡仁g；若输卵管梗阻者，加穿山甲5g、路路通15g、皂角刺10g；若小腹痛甚者，加延胡索10g、细辛5g、川楝子10g。

【疗效】孙某，28岁，患者2年前发现子宫肌瘤，直径约2.5cm，近年来肌瘤已增大至4.0cm，且子宫内膜线部分受压，月经量增多。经以本方为主加减治疗，半年后B超复查，子宫肌瘤已缩小至2.4cm，经量正常。罗某，42岁，左附件包块，B超示：左卵巢见6.5cm×4.1cm×4.0cm囊性块，经以本方加减治疗3月，B超示：左卵巢见1.5cm×1.5cm×1.5cm囊性块，再巩固治疗2月，B超检查，包块未见增大。

【来源】章勤. 何少山医论医案经验集. 上海：上海科学技术出版社，2007：228，220，211

麟珠丸

鹿角片10g　淫羊藿10g　菟丝子10g　覆盆子10g　细辛3g　蜂房1个　当归12g　川芎10g　枸杞子10g　巴戟天10g　石楠叶10g　紫石英10g　蛇床子10g　韭菜子10g　紫河车10g

【用法】水煎服，每天2次，每日1剂。月经净后连服10天。或将上药研末，炼蜜为丸如弹子大，每天1粒，淡盐汤送下。

【功效】温肾填精，调经种子。

【适应证】**不孕症（肾阳不足型）**。本方也可以用于肾阳虚证：崩漏、月经先后不定、闭经。

【临证加减】若脾虚便溏者，加党参 10g、白术 10g、陈皮 10g；若咽干便燥，舌质红，肾阴虚者，去鹿角、淫羊藿、紫石英、蛇床子、韭菜子，加天冬 12g、麦冬 10g、生地黄炭 10g、熟地黄炭 10g、炙龟板 10g。

【疗效】丁某，28 岁，患者自然流产，做清宫术后，月经逐月错后。检查：黄体功能不足。经以本方调治 1 个月，月经趋于正常，诸症消减，7 个月后告知怀孕。

【来源】章勤. 何少山医论医案经验集. 上海：上海科学技术出版社，2007：230，32

🪷 龟鹿二仙汤

鹿角片 10g 炙龟板 10g 仙茅 10g 淫羊藿 10g 巴戟天 10g 续断 10g 紫石英 10g 熟地黄 5g 紫河车 10g 当归 10g 赤芍 10g 香附 10g

【用法】水煎服，每天 2~3 次，每日 1 剂。

【功效】补肾振督，暖宫调冲。

【适应证】**不孕症（肾虚宫寒型）**。本方也可以用于肾虚宫寒所致的月经失调。

【临证加减】若卵泡发育不良或卵泡黄素化者，酌情增加活血散瘀或理气通络之品。

【疗效】朱某，31 岁，月经后期稀发，性激素测定：黄体生成激素/卵泡刺激素 >3：1，基础体温单相，经以本方加减治疗，半年成功受孕。

【来源】章勤. 何少山医论医案经验集. 上海：上海科学技术出版社，2007：238，170

🪷 治不孕方 1

柴胡 15g 熟地黄 25g 当归 25g 白芍 15g 川芎 15g 丹参 25g 益母草 25g 川牛膝 15g 菟丝子 25g 炒杜仲 15g 红花 15g 郁金 15g 炒麦芽 120g

【用法】水煎服，每天 2 次，每日 1 剂。

【功效】调理冲任，生津养血。

【适应证】**不孕症（血虚冲任不调型）**。症见：月经错后，量少，经前乳胀，B 超检测：卵泡发育不良。

【疗效】程某，35 岁，继发不孕，月经 35 天一次，量少，无血块及腹痛，带下不多。监测排卵：卵泡发育不良。乳房胀痛，有溢乳现象。舌淡，苔薄白，脉弦滑。以本方调治三诊后怀孕。

【来源】门成福. 门成福妇科经验精选. 北京：军事医学科学出版社，2005：241

治不孕方 2

金银花 25g　蒲公英 25g　野菊花 15g　天葵子 15g　紫花地丁 15g　丹参 30g　太子参 25g　黄芪 25g　柴胡 15g　茵陈 15g　黄芩 12g　大黄 5g　甘草 10g

【用法】水煎服，每天 2 次，每日 1 剂。

【功效】清热解毒，补气化瘀。

【适应证】**免疫性不孕症（热毒瘀滞胞宫兼气虚型）**。

【疗效】叶某，25 岁。患不孕 3 年，无明显不适，女方抗子宫抗体阳性，抗精子抗体阳性，男方抗子宫抗体阳性。给予本方治疗，夫妻双方同服，平时应以避孕套避孕，避免精液进入女方体内，加减服用 2 个月余，第 3 个月未避孕而怀孕。

【来源】门成福. 门成福妇科经验精选. 北京：军事医学科学出版社，2005：237

治不孕方 3

熟地黄 25g　当归 25g　白芍 15g　川芎 5g　丹参 30g　益母草 30g　陈皮 15g　木香 6g　砂仁 10g　三棱 15g　莪术 15g　柴胡 15g　黄芩 15g　白芷 12g　菟丝子 25g

【用法】水煎服，调入红糖适量为引。每天 2 次，每日 1 剂。

【功效】补肾化瘀清热。

【适应证】**不孕症（肾虚瘀热型），卵泡黄素化**。

【疗效】刘某，33 岁，结婚一年余未孕，B 超检查示：卵泡不破。每逢经期常常发热腹痛，经色紫暗，有血块。经后服用本方 20 余剂，月经来潮，已不发热，量中等，色较前稍鲜，继而妊娠。

【来源】门成福. 门成福妇科经验精选. 北京：军事医学科学出版社，2005：88

温经导痰汤

　　肉桂3g　鹿角片10g　淫羊藿10g　姜半夏10g　苍术10g　香附10g　胆南星10g　花椒3g　泽兰15g　山楂15g　泽泻10g　鸡内金10g　保和丸10g

【用法】水煎服，每天2次，每日1剂。

【功效】温经导痰，调经种子。

【适应证】**不孕症（痰瘀互结型）**。继发不孕，流产后营养过度，闲逸少动，形体肥胖，合并内分泌紊乱，性腺功能低下，而未能再次怀孕。症见：月经量少或闭经，形体肥胖，腹壁增厚，性欲淡漠，腰酸畏冷等。

【疗效】曹某，34岁，流产后5年未孕。月经先后无定期，现已闭经4个月，小腹时有隐痛，体形丰满，腹壁肥厚，脘闷善叹息，右侧乳房偶有血性分泌物。基础体温不规则双相。以本方7剂月经来潮，调治2月而孕。

【来源】章勤. 何少山医论医案经验集. 上海：上海科学技术出版社，2007：36，37

养血疏肝汤

　　柴胡6g　郁金6g　香附10g　青皮6g　绿萼梅10g　小茴香6g　荔枝核12g　吴茱萸6g　当归10g　白芍10g　赤芍10g　胡麻仁10g

【用法】水煎服，每天2次，每日1剂。

【功效】养血疏肝。

【适应证】**不孕症（肝郁血滞型）**。继发不孕，流产后情绪低落，郁郁寡欢，性情急躁。症见：月经不调，经前乳胀，少腹胀痛，纳食不振。

【来源】章勤. 何少山医论医案经验集. 上海：上海科学技术出版社，2007：36

补肾活血汤

　　当归15g　赤芍10g　蜈蚣1条　皂角刺10g　丝瓜络10g　杜仲10g　续断10g　紫河车15g　阿胶10g（另烊）

【用法】水煎服，每天2次，每日1剂。

【功效】补肾活血，化瘀消癥，通畅胞脉。

【适应证】**不孕症（肾虚血瘀型）**。症见：经量多挟有血块，经期腰腹胀痛。

【临证加减】月经期加黄芪 15g；经净后加三棱 10g、莪术 10g；子宫肌瘤者，加桃仁 10g、红花 10g、穿山甲 10g、泽兰 10g 或加用桂枝茯苓丸。

【疗效】白某，28 岁，婚后 3 年不孕。妇科内诊及 B 超检查，诊断为："多发性子宫小肌瘤"。以本方合用桂枝茯苓丸，3 月后再以补肾剂调理，成功受孕。

【来源】张淑亭，等. 张淑亭延嗣医案. 石家庄：河北科学技术出版社，2003：176

🪷 温肾生精汤

熟地黄 15g　山茱萸 12g　巴戟天 10g　当归 10g　续断 12g　菟丝子 12g　鹿茸片 3g　益智仁 12g　党参 15g　杜仲 10g　山药 15g　远志 10g

【用法】水煎服，每天 2 次，每日 1 剂。

【功效】温肾生精。

【适应证】**不孕症（肾阳不足型）**。症见：月经愆期，色淡，量少，少腹冷痛，腰酸痛，性欲减退，舌苔白，脉沉细。

【疗效】王某，26 岁，婚后 5 年未生育，妇科检查"子宫发育不良"。素体畏寒、经事愆期，色淡，量少，少腹冷痛，腰酸痛，性欲减退，妇科检查"子宫发育不良"，拟温肾生精汤治之，年余而受孕，足月分娩。

【来源】江西省卫生厅. 杏林医选——江西名老中医经验选编. 南昌：江西科学技术出版社，1987：493

🪷 调经滋补丸

当归 20g　川芎 10g　红花 10g　阿胶 10g（另烊）　牛膝 10g　肉桂 5g　党参 10g　山药 20g　山茱萸 10g　枸杞子 10g　紫石英 10g　桃仁 10g　白芍 30g　茯苓 10g

【用法】水煎服，每天 2 次，每日 1 剂。

【功效】补益肝肾，滋补调经。

【适应证】**不孕症（肝肾不足，阴血亏虚型）**。症见：月经后期，经行量少，色淡，阴道干涩，舌淡苔白，脉沉细无力。本方可以治疗子宫发育不良、雌激素水平低下引起的月经不调、不孕症、性欲减退等病证。

【疗效】冯某，31岁，婚后6年不孕。月经周期40～60天，经行2～3天，量少色黯质稀，阴道干涩。B超提示，子宫发育不良（约3.6cm×3.5cm×2.2cm），双侧卵巢小于正常。于月经干净后，服用本方加减，每日1剂，连服15天，继用补肾养血丸每日3次，每次1丸，稀米汤送下，服至经来。每月如此，经上法调治3个月，月经如期而至，B超检查，子宫稍小于正常（4.5cm×4.1cm×3.0cm），再3月成功受孕。

【来源】张淑亭，等. 张淑亭延嗣医案. 石家庄：河北科学技术出版社，2003：148

刘云鹏种子丸

细辛6g　沉香6g　制川乌6g　白蔻仁6g　甘草6g

【用法】水煎服，于月经干净的当天服1剂，1日服1次，连服3日（共3剂）。

【功效】温肾通络种子。

【适应证】**不孕症（宫寒型）**。

【疗效】苗某，38岁，结婚8年未孕，月经自初潮错后、量少，色淡，检查子宫发育略小。给予"种子丸，在月经干净当天分3次服完，患者当月即受孕。产后未采取任何避孕措施，但一直又不能受孕，后又再服"种子丸"，隔月受孕。

【来源】刘云鹏，等. 中医临床家刘云鹏. 北京：中国医药科技出版社，2001：173

保胎优生丸

党参10g　当归20g　白芍30g　熟地黄20g　阿胶10g（另烊）
杜仲10g　山药20g　砂仁6g　桑寄生10g　菟丝子10g　黄芩10g　麦门冬10g　甘草5g

【用法】水煎服，每天2次，每日1剂。

【功效】温肾，固冲安胎。

【适应证】**不孕症（冲任不足，带脉失约型）**。症见：孕前月经稀少，孕后腰腹酸胀，脉沉力弱；本方也可以用于习惯性流产患者孕后调理。

【疗效】张某，26岁，有2次流产史，月经周期22～23天，量少色淡，经期腹胀腰酸，经服延宗优生1号，妊娠试验：阳性。继以保胎优生丸，每次1丸，每日2次，连服15日。胎孕5个月，一切正常。B超检查：宫内孕，单活胎，胎儿脊柱四肢等无畸形，4个月后足月顺产。

【来源】张淑亭，等. 张淑亭延嗣医案. 石家庄：河北科学技术出版社，2003：26

芩心丸

芩心丸：黄芩210g醋浸（以浸透为度）3日

内服方：丹参6g　黄芩（醋炒）6g　香附6g　鸡血藤胶6g　海螵蛸6g　玫瑰花6g　地榆6g　续断6g　菟丝子6g　覆盆子6g　当归9g　莲蓬壳（烧存性）1个

将黄芩焙干研末，醋拌米糊为丸，共分作28丸。

【用法】芩心丸每日1丸，水酒送下，连服28日。内服方水煎服，每天2次，每日1剂，于月头月尾各服2剂，连服2个月。

【功效】清肝热，调气机。

【适应证】**不孕症（肝热血瘀型）**。症见：经前腹痛，经色红紫，两颧鲜红，脉弦数。

【疗效】莫某，33岁。身体肥胖，每月行经2次。7年未孕。以芩心丸治疗后，喜得一子。

【来源】洪广祥，匡奕璜. 豫章医萃—名老中医临床经验精选. 上海：上海中医药大学出版社，1997：7

补肾助孕汤

丹参10g　赤芍10g　白芍10，山药15g　丹皮10g　茯苓10g　紫石英（先煎）12～15g　续断12g　菟丝子12g　紫河车6～9g柴胡5g　绿萼梅5g

【用法】水煎服，每天2次，每日1剂。

【功效】补肾助阳，暖宫促孕。

【适应证】**不孕症（肾阳偏虚型）**。本方也可以用于肾阳不足之膜样性痛经、子宫内膜异位症等。

【临证加减】黄体功能不全的不孕不育，加制香附10g、五灵脂10g；肾阳偏虚的膜样痛经，加制香附10g、五灵脂10g、延胡索10g；若大便干者，去丹参，加当归10g；若经前期漏红，色鲜红无血块者，去丹参、赤芍，加当归炭10g、大蓟10g、小蓟10g；若先兆流产者，去丹参、赤芍、紫石英、丹皮，加当归炭10g、杜仲10g、桑寄生10g、鹿角胶10g，或用鹿角霜10g；若胸闷烦躁，乳房胀痛颇剧者，加钩藤15g、白蒺藜10g、郁金10g；若腹胀矢气，大便溏泻者，去紫河车，加木香6g、炒白术10g、砂仁6g。

【疗效】补肾助孕合剂治疗黄体功能不全性不孕、流产的202例，痊愈（1年内能受孕，无早期流产现象）78例，占38.61%；好转（黄体功能改善，即基础体温高温相改善，子宫内膜改善，血孕酮值升高，临床主要症状好转）113例，占55.94%；无效（基础体温、子宫内膜、血雌、孕激素水平、子宫内膜及主症等均无变化）11例，占5.45%，总有效率为94.55%。

【来源】夏桂成.妇科方药临证心得十五讲.北京：人民卫生出版社，2006：268

补肾促排卵汤

当归10g　赤芍10g　白芍10g　山药12g　熟地黄10g　丹皮10g　茯苓10g　山茱萸6～9g　续断10g　菟丝子10g　鹿角片（先煎）10g　五灵脂10g　红花5g

【用法】水煎服，每天2次，每日1剂。经间期服用。

【功效】补肾助阳，活血促排卵。

【适应证】**不孕症（肾阳偏虚型）。**

【临证加减】若脾虚，大便溏者，去当归，加丹参10g；头痛，寐不安者，去鹿角片，加入紫石英10g；若胸闷烦躁，乳房胀痛较剧者，加炒柴胡6g、广郁金10g、制香附10g；若经间排卵期阴道出血者，去红花、当归，加当归炭10g、荆芥10g；膜样性痛经，加紫河车6～9g、郁金10g。

【疗效】许某，30岁，婚后3年未孕，基础体温呈双温相，但高温相上升缓慢，B超监测卵泡发育基本成熟，使用归芍地黄汤，再以补肾促排卵汤，调治两月，基础体温高温相恢复正常，当月受孕。

【来源】夏桂成.妇科方药临证心得十五讲.北京：人民卫生出版社，2006：273

健脾补肾促排卵汤

党参 15g　苍术 10g　白术 10g　山药 10g　丹皮 10g　茯苓 10g
续断 10g　菟丝子 10g　紫石英（先煎）12g　佩兰 10g　木香 6～9g
五灵脂 10g

【用法】水煎服，每天 2 次，每日 1 剂。经间期服用。

【功效】健脾补肾，温阳化湿，以促排卵。

【适应证】**不孕症（脾肾不足，湿浊内阻型）**。症见：腹胀矢气，大便偏溏，经间期绵丝状带下略少，头晕，腰酸，神疲乏力等症。本方也可用于脾肾不足的膜样痛经。

【临证加减】黄体功能不健者，加玫瑰花 5g、紫河车 6～10g；膜样痛经者，加柴胡 5g、荆芥 6g、肉桂（后下）3～5g；若小腹冷痛，腹胀泄泻较为明显者，去山药、丹皮，加制附子 6～9g、炮姜 15g、肉桂（后下）3～5g；若神疲乏力，小腹坠痛明显者，加炙黄芪 15～30g、炒荆芥 6～9g；若坠痛或坠胀较剧者，加升麻 5g；若头痛心烦，乳房胀痛者，加钩藤 15g、柴胡 5g、绿萼梅 5g；若夜寐甚多，甚或失眠，舌尖偏红，有时口舌溃疡者，加龙齿（先煎）10g、莲子心 3～5g、合欢皮 9g；若胃脘痞胀，口腻多痰，时欲恶心呕吐者，加入制半夏 6g、佛手片 5g、陈皮 6g。

【来源】夏桂成. 妇科方药临证心得十五讲. 北京：人民卫生出版社，2006：278

温阳促排卵汤

当归 10g　赤芍 10g　白芍 10g　熟地黄 10g　丹皮 10g　茯苓 10g
桂枝 9～12g　续断 10～15g　红花 6～10g　五灵脂 10g　鹿角片（先煎）10g　苍术 9g　山楂 10g

【用法】水煎服，每天 2 次，每日 1 剂。经间期服用。

【功效】温阳化瘀，促发排卵。

【适应证】**排卵障碍性不孕症（寒瘀内阻型）**。症见：经行后期，经量偏少，色紫黑有大血块，小腹冷痛，腰腿酸软，平时带下量多，色白质黏腻，脉细弦，舌苔白腻。本方也可用于寒性痛经。

【临证加减】寒瘀性痛经，加延胡索 12g、木香 6～9g；子宫腺肌病，加木香 9g、石打穿 15g、䗪虫 6g；若胃脘不舒，纳差苔腻者，去熟地黄，加陈皮 6g、佛手 5g、省头草 10g；若腹胀矢气，大便溏泻者，去当归、熟地黄，加木香 9g、砂仁（后下）5g，六曲 10g；若胸闷烦躁，头晕头痛者，加钩藤 15g、郁金 10g、荆芥 5g；若腰酸腰痛，小便频者，加杜仲 10g、菟丝子 10g、制狗脊 9g；若周身关节酸痛，形体作寒者，加防风 6g、独活 9g、细辛 3g。

【疗效】邢某，22 岁，月经量少错后，甚至闭经，B 超探查：子宫略小；雌激素低下，睾酮升高，基础体温单温相。先以补肾中药，待出现绵丝样带下，改用温阳促排卵汤，7 剂药后，基础体温呈高温相，月经趋正常。

【来源】夏桂成. 妇科方药临证心得十五讲. 北京：人民卫生出版社，2006：281

化痰促排卵汤

苍术 10g　香附 10g　丹皮 10g　山楂 10g　陈皮 6g　川芎 6g　胆南星 9g　枳壳 9g　丹参 10g　赤芍 10g　白芍 10g　五灵脂 10g　紫石英（先煎）10g

【用法】水煎服，每天 2 次，每日 1 剂。经间期出现绵丝状带下时服用。

【功效】化痰燥湿，活血助阳，促动排卵。

【适应证】排卵障碍性不孕症（痰湿瘀阻型）。症见：月经量少，不孕不育病证，且形体肥胖，胸闷烦躁，口腻多痰。

【临证加减】月经稀发者，加泽兰 10g、牛膝 10g、制半夏 6g；若形寒腹冷，口泛冷痰，加姜半夏 6g、干姜 5g、制附子 6g；若腹胀矢气，大便溏泄者，加木香 9g、砂仁（后下）5g、神曲 10g；若胸闷烦躁，口渴咽燥者，加钩藤 15g、丹皮 10g、炒栀子 9g、郁金 9g；若烦躁口苦，入夜不寐，午后火升者，加黄连 3g、炙远志 6g、钩藤 15g、合欢皮 10g；若出现心惊神迷，心神不定者，加竹沥半夏 6g、天竺黄 6g、石菖蒲 5g、钩藤 15g、琥珀粉（分吞）3g。

【疗效】仲某，23 岁，月经不调，西医诊断：多囊卵巢综合征。先用归芍地黄汤、二甲地黄汤合菟蓉散，至白带增多，出现绵丝状带下时，使用化痰促排卵汤 7 剂，并配合复方当归注射液，基础体温上升为高温相，重复治疗，效果明显。

【来源】夏桂成. 妇科方药临证心得十五讲. 北京：人民卫生出版社，2006：285

排卵汤

柴胡 6g　赤芍 10g　白芍 10g　鸡血藤 10g　益母草 10g　泽兰 10g

苏木 10g　刘寄奴 10g　怀牛膝 10g　生蒲黄 10g　女贞子 10g

覆盆子 10g　菟丝子 10g　枸杞子 10g

【用法】水煎服，每天 2 次，每日 1 剂。基础体温，低相服药 3～6 剂至高相 3 天即可停药。

【功效】补肾调经，调理阴阳。

【适应证】**不孕症（肾虚肝郁型）**。症见：月经失调不排卵者。

【临证加减】阴虚内热者，加青蒿 10g、地骨皮 10g、生地黄 12g、玄参 10g；烦躁胸闷，乳胀者，加青皮 10g、香附 10g、木香 6g；经行腹痛者，加延胡索 10g、川楝子 10g；血瘀闭经者，加茜草 10g、当归尾 10g、红花 10g；积聚结块者，加三棱 10g、莪术 10g、水蛭 10g、蟅虫 10g；肾阳虚者，加补骨脂 10g、鹿角霜 10g、肉桂 3g、附子 10g、胡芦巴 10g；血虚者，加当归 10g、熟地黄 12g、阿胶 10g；无排卵型功能失调性子宫出血者，蒲黄改为蒲黄炭，去刘寄奴、苏木、赤芍、泽兰，加生龙骨 15g、生牡蛎 15g、地榆 10g、乌贼骨 10g、茜草炭 10g。

【疗效】沈某，29 岁，原发不孕 4 年余，月经稀发渐至闭经数年。按照调周序贯法服药，每月服药 9 剂，先服中药 3 天，以后每隔 7 天再服中药 3 剂。调理 1 年后，基础体温双相平稳上升，查妊娠试验阳性。

【来源】胡国华，罗松平. 全国中医妇科流派研究. 北京：人民卫生出版社，2012：74，77.

调养肝肾方

生地黄 12g　熟地黄 10g　菟丝子 12g　杜仲 12g　枸杞子 12g　制首乌 12g　当归 10g

【用法】水煎服，每天 2 次，每日 1 剂。

【功效】补养肝肾，助孕。

【适应证】**不孕症（肾虚型）**。症见：月经后期，经量少色淡，腰酸腿软，性欲淡漠，小便清长，大便溏软，舌质淡苔薄白，脉沉细或迟。

【临证加减】增殖期（月经后期），加黄芪 15g、山茱萸 10g、阿胶 12g、炒白芍 10g、麦冬 10g、天冬 10g、丹皮 10g；排卵期，加淫羊藿 10g、紫河车 12g、巴戟天 10g；分泌期（经前期），加淫羊藿 10g、巴戟天 10g。

【疗效】张某，26 岁，继发不孕 3 年余，基本体温呈单相，用调养肝肾方加减 36 剂，成功妊娠。

【来源】吴大真，乔模. 现代名中医妇科绝技. 北京：科学技术文献出版社，2000：162

种子丸

制附子 15g　白及 15g　白蔹 15g　细辛 15g　石菖蒲 30g　当归 50g　生晒参 50g　五灵脂 15g　山茱萸 15g　炒白术 50g　制香附 30g　陈莲蓬 50 个（烧存性）

【用法】上方共碾细末，蜜丸如梧桐子大，每次配药不宜超过 3 个月药量，贮放于阴凉干燥处。服药时应先按辨证施治，待临床症状基本改善，方可服用种子丸。服药时间每日辰酉时（即 8：00、18：00）糯米酒送服，每次 20 丸。经期停服，经净次日继服，服药 7 日内忌房事。月经当至未至，逾期 7 日，应停药确诊是否有孕，若确诊有孕，即应停服种子丸，改用保胎治疗。

【功效】补养肝肾，助孕。

【适应证】**不孕症（宫寒肾虚血瘀型）**。

【临证加减】若自汗，腰酸者，加鹿角胶 10g；若阴虚明显者，去附子，加生地黄 10g、石斛 10g；若性欲淡漠，加淫羊藿 10g；若经行腹胀者，加益母草 10g；若食欲不振者，加枸杞子 10g；30 岁以上患者，加覆盆子 10g、菟丝子 10g。

【疗效】王某，34 岁，人流后 5 年未孕，基础体温皆双相型。先以越鞠丸加味 15 剂，继服种子丸。越 4 月，妊娠试验阳性。

【来源】吴大真，乔模. 现代名中医妇科绝技. 北京：科学技术文献出版社，2000：162

性衰益肾方

淫羊藿 10g　仙茅 10g　党参 10g　肉苁蓉 10g　阳起石 10g　锁阳 10g　续断 10g　桑寄生 10g　菟丝子 10g　覆盆子 10g　巴戟天 10g　山茱萸 10g　当归 10g　熟地黄 10g　金刚丸 10g　红枣 5 枚

【用法】水煎服，每天 2 次，每日 1 剂。于月经干净后，连续 4 剂，每日

服 1 剂,以及周期的第 14 天开始连服 4 剂,每日服 1 剂,如经前周期的第 20
~24 天没有其他不适感,也可服 4 剂。

【功效】温肾助阳。

【适应证】**不孕症(肾阳虚型)**。本方也可以用于肾阳不足,性欲减退
病症。

【来源】肖承棕,吴熙. 中医妇科名家经验心悟. 北京:人民卫生出版社,
2009:435

🪷 石英毓麟汤

紫石英 15~30g 淫羊藿 15~30g 蜀椒 1.5g 菟丝子 9g 肉桂
6g 续断 15g 当归 12~15g 白芍 9g 川芎 6g 枸杞子 9g 赤芍 9g
川牛膝 15g 香附 9g 丹皮 9g

【用法】水煎服,每天 2 次,每日 1 剂。月经干净后连服 3 天停药 1 天,
至基础体温升高 3 天停药。

【功效】温补肾阳,调经助孕。

【适应证】**不孕症(肾阳亏虚型),多见排卵障碍**。

【疗效】刘某,29 岁,原发性不孕 8 年,予石英毓麟汤加减,配合克罗
米芬,调治 4 月,成功受孕。

【来源】肖承棕,吴熙. 中医妇科名家经验心悟. 北京:人民卫生出版社,
2009:568

🪷 通任种子汤 1

桃仁 9g 红花 9g 当归 10g 川芎 9g 赤芍 15g 白芍 15g 制香
附 12g 炙甘草 6g 丹参 20~30g 王不留行 15g 连翘 12g 络石藤
15g 小茴香 9g

【用法】水煎服,每天 2 次,每日 1 剂。

【功效】活血通络,调经种子。

【适应证】**附件炎性不孕(瘀血郁滞型)**。症见:输卵管不通或通而不
畅,小腹痛,舌红,苔黄,脉弦滑。

【临证加减】若带下量多色黄者,加苍术 9g、黄柏 9g;若腹痛,带下量

多，加蒲公英30g、败酱草30g；若腹痛甚者，加延胡索12g，川楝子12g；若腰痛者，加乌药12g、川牛膝15g。

【疗效】余某，34岁，继发不孕，输卵管通畅检查示：双输卵管不通。使用通任种子汤，3个月经周期，共49剂，月经未潮，尿妊娠试验阳性。

【来源】黄樱. 刘云鹏妇科医案医话. 北京：人民卫生出版社，2010：125

通任种子汤2

香附9g　丹参30g　赤芍9g　白芍9g　桃仁9g　连翘12g　小茴香6g　当归12g　川芎9g　延胡索15g　莪术9g　皂角刺9g　穿山甲3g　炙甘草6g

【用法】水煎服，每天2次，每日1剂。非月经期连服3天停药1天，经期停药。

【功效】活血祛瘀，通络止痛。

【适应证】**不孕症（气滞血瘀型）。** 本证不孕由于输卵管堵塞所致。对检查输卵管通畅，但妇科检查为附件炎，且无其他不孕因素者，也可给予通任种子汤。

【临证加减】若少腹痛甚者，加生蒲黄9g；附件炎性包块者，加三棱9g；腹胀者，加木香9g、陈皮9g。

【来源】肖承悰，吴熙. 中医妇科名家经验心悟. 北京：人民卫生出版社，2009：570

通任种子汤3

当归10g　川芎10g　赤芍10g　白芍10g　鸡血藤15g　穿山甲10g　小茴香6g　桂枝9g　白芷10g　皂角刺10g　路路通10g

【用法】水煎服，每天2次，每日1剂。于月经干净后服药，20天为1个疗程。

【功效】活血化瘀，软坚散结，温养通行。

【适应证】**不孕症（血瘀型），** 本方适用于输卵管阻塞所致的不孕。

【临证加减】少腹痛甚，加延胡索15g、生蒲黄10g；气滞者，加木香9g；下腹部有包块者，加三棱10g、莪术10g；腰痛者，加续断10g、杜仲10g；痰湿内阻者,加苍术 10g、半夏 10g;湿热蕴结者,加薏苡仁 30g、败酱草 30g;气血虚弱者,加黄芪 15g、枸杞子 15g、党参 10g。

【疗效】以本方治疗输卵管阻塞不孕 54 例,治愈 32 例(妊娠),其中原发不孕 3 例,继发不孕 29 例;好转 6 例(输卵管通水试验可顺利通入液体 20ml 以上,或输卵管造影证实输卵管通畅);无效 16 例(治疗前后症状体征无改变)。总有效率 70.2%。治疗时间最长 1 年,最短的 1 个月,平均 7 个月。

【来源】杨利敏. 通任种子汤治疗输卵管阻塞不孕 54 例. 中医研究,2003,16 (4):48-49

🪷 助孕 I 号方

　　当归 10g　熟地黄 12g　川芎 10g　炒白芍 10g　续断 10g　杜仲 10g　桑寄生 10g　菟丝子 10g　枸杞子 10g　山茱萸 10g　肉苁蓉 10g　陈皮 10g　甘草 6g

【用法】水煎服,每天 2 次,每日 1 剂。

【功效】益气养血,滋补肝肾。

【适应证】不孕症(肝肾不足型)。

【临证加减】若有肾虚血瘀者,加茺蔚子 10g、泽兰 12g、丹参 10g、丝瓜络 10g;若兼有肾阳虚者,加紫石英 12g、巴戟天 10g、石楠叶 10g。

【来源】胡国华,罗颂平. 全国中医妇科流派研究. 北京:人民卫生出版社,2012:150

🪷 助孕 V 号方

　　当归 10g　川芎 10g　赤芍 10g　泽兰 15g　益母草 10g　桃仁 10g　红花 10g　川牛膝 10g　路路通 10g　失笑散 10g　陈皮 10g　甘草 6g

【用法】水煎服,每天 2 次,每日 1 剂。

【功效】活血理气止痛,调经助孕。

【适应证】不孕症(气滞血瘀型)。

【来源】胡国华,罗颂平. 全国中医妇科流派研究. 北京:人民卫生出版社,2012:151

调经种玉汤

当归15g　川芎9g　白芍12g　生地黄12g　香附10g　延胡索6g　黄芩10g　丹皮8g　肉桂5g　吴茱萸5g　益母草12g　陈皮8g　甘草3g

【用法】水煎服，每天2次，每日1剂。

【功效】养血调经，温阳理气，调冲助孕。

【适应证】**不孕症（血虚寒凝气滞型）。**

【来源】胡国华，罗颂平. 全国中医妇科流派研究. 北京：人民卫生出版社，2012：206

种育丹

当归9g　蒲黄9g　五灵脂9g　荔枝核6g　干姜3g　川芎6g　延胡索6g　赤芍6g　肉桂3g　炒小茴香3g

【用法】水煎服，每天2次，每日1剂。

【功效】温脾固肾，理气暖宫。

【适应证】**不孕症（肝气郁结，脾肾虚寒型）。**症见：性情抑郁，腰腹不舒，甚至疼痛。脉浮弦或沉紧。

【来源】胡国华，罗颂平. 全国中医妇科流派研究. 北京：人民卫生出版社，2012：227

九六斑龙汤

熟地黄24g　山药12g　山茱萸12g　鹿角胶12g　鹿角霜9g　茯苓9g　柏子仁9g　菟丝子9g　枸杞子9g　五味子6g　补骨脂9g　砂仁2g　丹参6g

【用法】水煎服，每天2次，每日1剂。

【功效】滋阴补阳，化瘀健脾。

【适应证】**排卵功能障碍性不孕（肾阴阳两虚型）。**

【来源】胡国华，罗颂平. 全国中医妇科流派研究. 北京：人民卫生出版社，2012：395

补冲丸

紫河车 10g　菟丝子 10g　肉苁蓉 10g　当归 10g　熟地黄 10g　川芎 10g　丹参 10g　巴戟天 10g　蛇床子 10g

【用法】水煎服，每天 2 次，每日 1 剂。

【功效】补冲益肾，调经养血，填精益髓。

【适应证】**不孕症（肾精亏虚型）**。本方也可以用于肾精不足型闭经、月经不调，以及男性不育。

【来源】张伯礼. 津沽中医名家学术要略. 北京：中国中医药出版社，2008：98

天龙散

女贞子 15g　旱莲草 10g　菟丝子 20g　仙茅 15g　石楠叶 15g　龙胆草 7g　丹皮 10g　瞿麦 9g　天龙散（大蜈蚣一条，九香虫 5g）

【用法】头煎加水约 500ml，先泡 20 分钟，武火煮沸后，改小火再煮沸30 分钟，取液约 200ml；二煎，加水约 400ml，武火煮沸后，改小火再煮沸30分钟，取液约 200ml；两煎药汁混合后，天龙散研细末，分成 2 份。口服（温服）汤药，送天龙散，每天 2 次，每日 1 剂。月经干净后连服 10 天。

【功效】补肾壮阳，清肝燥湿。

【适应证】**不孕症（阳虚痰湿型）**。症见：形体肥胖，神疲乏力，头晕心悸，月经量少，白带量多。

【来源】张伯礼. 津沽中医名家学术要略. 北京：中国中医药出版社，2008：17

疏肝助孕丸

熟地黄 15g　女贞子 15g　黄精 15g　当归 15g　泽泻 15g　茯苓 15g　淫羊藿 15g　枸杞子 15g　山茱萸 15g　山药 30g　续断 30g　巴戟天 10g

【用法】水煎服，每天 2 次，每日 1 剂。

【功效】补肾，疏肝，养血。

【适应证】**不孕症（肾虚肝郁型）**。本方也可用于肾虚肝郁之不孕、闭经、月经不调、眩晕等。

【来源】胡国华，罗颂平. 全国中医妇科流派研究. 北京：人民卫生出版社，2012：469

补肾种子汤

熟地黄 30g　菟丝子 30g　山茱萸 15g　山药 15g　杜仲 15g　当归 15g　白芍 15g　茯苓 10g　枸杞子 9g　淫羊藿 24g　丹参 24g　附子 5g　肉桂 5g

【用法】水煎服，每天 2 次，每日 1 剂。

【功效】滋阴壮阳，养血调经。

【适应证】**不孕症（肾虚型）**。症见：婚久不孕，月经先后不定期，月经量少，色黯红，腰疼腿软，少腹冷坠，手足不温，头晕耳鸣，脉象沉细，舌淡苔微白。

【来源】胡国华，罗颂平. 全国中医妇科流派研究. 北京：人民卫生出版社，2012：470

二紫赞育方

紫河车 10g　紫石英 30g　菟丝子 30g　丹参 30g　枸杞子 20g　熟地黄 15g　香附 15g　川牛膝 15g　砂仁 6g

【用法】水煎服，每天 2 次，每日 1 剂。

【功效】补肾滋肾，理气活血，调经助孕。

【适应证】**不孕症（肾虚型）**。症见：月经不调。本方也可用于治疗男性不育。

【来源】胡国华，罗颂平. 全国中医妇科流派研究. 北京：人民卫生出版社，2012：470

育肾培元方

茯苓 12g　生地黄 10g　熟地黄 10g　仙茅 10g　淫羊藿 12g　鹿角霜 10g　续断 12g　狗脊 12g　制黄精 12g　紫石英 15g　胡芦巴 10g　石楠叶 10g

【用法】水煎服，每天 2 次，每日 1 剂。一般经间期服用。

【功效】育肾培元，温煦助孕。促进黄体形成。

【适应证】**不孕症（肾气不足型）**。症见：基础体温单相或双相不典型。亦可用于月经失调，甚至闭经、苔薄或边有齿印、脉细或平。

【临证加减】气虚者，加党参 10g、黄芪 12g；血虚者，加黄芪 15g、当归 10g；阴虚者，加炙龟板 10g；腰酸者，加杜仲 10g、续断 10g、狗脊 10g；目眩者，加枸杞子 10g；大便不爽者，加肉苁蓉 10g、麻子仁 10g；大便不实者，加菟丝子 10g；白带较多者，加蛇床子 10g、海螵蛸 10g；肝肾虚损，下元衰惫者，加紫河车 10g。

【疗效】丁某，21 岁，月经逾期 10 日至半年不等，基础体温单相。妇检提示子宫小。证属肾气不足，冲任欠盈。分别于月经净后和月经中期，给育肾通络汤和育肾培元方，调治两月余，月经周期正常，基础体温双相。

【来源】黄素英等. 中医临床家蔡小荪. 北京：中国医药科技出版社，2002：23，25

🪷 调经种子汤

当归 9g　白芍 9g　熟地黄 12g　川芎 4g　黄芪 9g　党参 9g　白术 9g　香附 9g　陈皮 6g　菟丝子 16g　枸杞子 15g　续断 10g　紫石英 20g　阳起石 12g　蛇床子 12g　覆盆子 15g　炙甘草 3g

【用法】水煎服，每天 2 次，每日 1 剂。

【功效】健脾养血，温肾益冲任。

【适应证】**不孕症（气血两虚、冲任虚损型）**。

【临证加减】若禀赋虚弱，加紫河车 10g、鹿角胶 10g、阿胶 10g；若食少便溏，去白芍、熟地黄，加石莲子 10g、山楂 10g、神曲 10g。

【来源】施杞. 上海历代名医方技集成. 上海：学林出版社，1994：892

🪷 育麟助孕方

熟地黄 12g　淫羊藿 9g　仙茅 9g　肉苁蓉 9g　巴戟天 9g　穿山甲 9g　茯苓 12g　王不留行 9g　狗脊 9g　当归 9g

【用法】水煎服，每天 2 次，每日 1 剂。

【功效】健黄体，促排卵。

【适应证】**不孕症（肝郁湿热型）**。症见：有月经而无排卵者。

【临证加减】阴虚者，加麦冬10g、黄精10g、紫河车10g；阳虚者，加鹿角片10g、附子10g、紫石英12g；血虚者，加枸杞子10g、山茱萸10g、桑椹子10g；气虚者，加党参10g、黄芪12g、白术10g；兼气滞，经前乳胀者，加逍遥丸10g、柴胡6g、郁金10g；兼痰郁者，加枳壳10g、胆南星10g、半夏10g、青皮6g、陈皮10g。

【来源】施杞. 上海历代名医方技集成. 上海：学林出版社，1994：958

🪷 助黄体生成汤

菟丝子20g　桑寄生10g　山药10g　阿胶10g　黄芪10g　仙茅10g　淫羊藿15g　覆盆子15g　党参15g　甘草3g

【用法】于月经周期第15天起服此方，每日1剂，连服10剂，3个月经周期为1个疗程。

【功效】温补肾阳，暖宫助孕。

【适应证】**不孕症（肾阳虚弱型）**。症见：月经周期缩短，经色淡红，经质稀薄，腰膝酸软，形寒肢冷，性欲减退，舌淡苔白，脉沉迟或弱。

【疗效】以本方治疗黄体功能不全引起的不孕症患者58例，结果痊愈32例（治疗1~2个疗程后，基础体温高温相维持时间≥11天，高低温度差>0.3℃，月经周期正常，并妊娠），有效21例（治疗2个疗程后，基础体温明显改善，主要症状明显减轻，但未受孕），无效5例（治疗2个疗程，基础体温无改善，临床主症无好转），总有效率为91%。

【来源】潘意坚. 助黄体生成汤治疗不孕58例. 福建中医学院学报，2003，13(6)：11

🪷 刘氏促排卵汤

仙茅9g　淫羊藿9g　菟丝子9g　鹿角霜9g　山茱萸9g　熟地黄9g　山药15g　当归9g　川芎6g　丹参9g　益母草15g　牛膝6~9g　穿山甲9g　皂角刺9g

【用法】于月经周期第5天开始，每日1剂，水煎服，连服10~14天为1个疗程。治疗3个疗程后于月经周期的第9天开始予B超监测卵泡发育情况，隔日 1 次，连续监测 7～14 日，观察有无卵泡发育及排卵，同时检测性激素水平以及测定基础体温。

【功效】滋肾养肝，温冲调冲，活血调经。

【适应证】**不孕症（肾虚肝郁型）**。症见：月经周期推后、经量偏少、经色偏暗或夹有血块等。

【临证加减】若阳虚内寒者，可加入巴戟天 9g、肉桂 6g；若阴虚内热者，可去仙茅、淫羊藿，加入地骨皮 12g、龟板 15g；若兼肝郁者，加柴胡 6g、香附 9g；若兼痰湿之象，加法半夏 9g、苍术 9g。

【疗效】以本方治疗排卵障碍性不孕症 39 例，治疗 3～6 个疗程后，B 超监测、激素水平和基础体温显示有卵泡发育并排卵者 29 例，占 74.36%，其中 15 例患者在 2～6 个月内受孕，占总治疗数的 38.46%；有卵泡生长发育但未排卵者 6 例，卵泡生长发育不良 3 例，未见卵泡生长发育 1 例。

【来源】刘婉书. 自拟促排卵汤治疗排卵障碍性不孕症 39 例. 广西中医药，2011，34（3）：53－54

🪷 补肾养肝汤

女贞子 12g　制首乌 12g　旱莲草 12g　山茱萸 12g　当归 12g　枸杞子 12g　龟板胶 12g　菟丝子 15g　肉苁蓉 12g　陈皮 12g

【用法】每日 1 剂，水煎 2 次分服，连服 6 天。基础体温上升后加淫羊藿 12g、紫河车 12g、紫石英 12g，每日 1 剂，连服 10 天。服药期间忌食生冷，少食辛辣制品。1 个月经周期为 1 疗程，连用 1～6 个疗程。

【功效】补肾养肝，调经种子.

【适应证】**不孕症（肝肾两虚型）**。

【疗效】以本方治疗黄体功能不健性不孕 32 例，从治疗开始 1 年后观察疗效。治愈 18 例（1 年内出现停经，经 B 超检查或妊娠试验证实已妊娠者），有效 9 例（基础体温双相，黄体期高温持续达 12 天以上，排卵后 6 天，血清孕酮≥10μg/L，子宫内膜呈分泌期改变，但未妊娠者），无效 5 例（治疗前后基础体温，血清孕酮含量及子宫内膜检查均无变化且未妊娠者），总有效率 84.38%。

【来源】黄邦萍，刘维，尹丽，胡小荣. 补肾养肝汤治疗黄体功能不健性不孕 32 例临床观察. 四川中医，2009，27（5）：96

🪷 通管汤

当归 9g　熟地黄 9g　赤芍 9g　白芍 9g　川芎 9g　桃仁 12g　红花 9g　生茜草 9g　海螵蛸 12g　制香附 12g　路路通 9g　石菖蒲 9g　薏苡仁 12g　皂角刺 9g　败酱草 15g　红藤 15g

【用法】水煎服，每天 2 次，每日 1 剂。

【功效】活血化瘀通络。

【适应证】**不孕症（气滞血瘀型），属于输卵管阻塞性不孕症。**

【临证加减】经前下腹刺痛，烦躁易怒，脉弦，苔薄边黯，肝气郁结者，去熟地黄，加柴胡 6g、郁金 9g；若腰膝酸软，小腹隐痛，经行有块，脉细无力，舌质黯淡，肾元不足者，去红藤，加菟丝子 12g、淫羊藿 9g；若口渴咽干，大便燥结，脉细数，舌质红，阴虚内热者，去熟地黄，加生地黄 9g、牡丹皮 9g、黄芩 9g；若形寒肢冷，腹痛喜热熨，脉细舌淡，有寒者，去败酱草、红藤，加肉桂 5g、炮姜 5g、小茴香 6g。

【来源】肖承棕，吴熙. 中医妇科名家经验心悟. 北京：人民卫生出版社，2009：288

🪷 清热通管促孕汤

丹参 30g　赤芍 30g　金银花 30g　当归 20g　蒲公英 20g　白术 10g　乳香 10g　没药 10g　穿山甲 10g　生地黄 10g　丹皮 10g　延胡索 10g　海藻 15g　路路通 15g　茯苓 15g

【用法】上药水煎 2 次，滤过取汁，两汁合并后，再浓煎至 100ml 备用。患者于月经干净后第 4 天开始，每晚临睡前排尽二便，将药液加温至 42℃ 左右，保留灌肠，尽量保留 8 小时以上。连用 15 天为 1 个疗程，至下次月经来潮后再重复。同时配合输卵管通液术，以生理盐水 40ml 加庆大霉素 8 万单位，地塞米松 5mg 缓慢注入。于灌肠 5 天后开始，隔日 1 次，一疗程计 3 次。下 1 疗程开始后再用。至输卵管通畅后再用一疗程（3 次）后停用。

【功效】清热化湿、凉血活血、化瘀散结、通络止痛。

【适应证】**不孕症（血瘀型），用于输卵管不通或通而不畅所致的不孕。**

【临证加减】气虚者，加党参 20g、黄芪 15g；寒凝者，加桂枝 15g；肝郁者，加香附 15g；血瘀者，加川芎 15g、五灵脂 10g；湿盛者，加苍术 15g。

【疗效】以本方治疗输卵管阻塞性不孕症 79 例，痊愈 21 例（经碘油造影检查确诊双侧输卵管通畅或已妊娠），好转 32 例（造影见单侧通畅或阻塞病灶的面积明显缩小），无效 26 例（输卵管阻塞部位无任何改变），总有效率 67.1%。

【来源】毕晓菊，何秀堂. 清热通管促孕汤保留灌肠治疗输卵管阻塞性不孕症 79 例. 陕西中医，2006，27（10）：1181 – 1182

🪷 通管助孕汤

穿山甲 10g　䗪虫 10g　虎杖 10g　三棱 10g　莪术 10g　夏枯草 10g　鹿角霜 10g　枳壳 10g　皂角刺 12g　鸡血藤 15g　马鞭草 10g　泽兰 10g

【用法】每日 1 剂，水煎 2~3 次，共约 400ml，每日分早晚 2 次服用。每月月经来潮开始服 14 天，连续 6 个月。若停经检查怀孕则停药。

【功效】活血化瘀，通络散结。

【适应证】**不孕症（气滞血瘀型）**。

【疗效】以本方治疗输卵管性不孕症 92 例，痊愈 44 例（6 个月内受孕且 B 超提示宫内妊娠者），好转 35 例（6 个月内未妊娠，复查子宫输卵管造影，与治疗前相比较，显示输卵管阻塞和积水情况消除或好转），无效 13 例（6 个月内未妊娠，复查子宫输卵管造影，与治疗前相比较，显示输卵管阻塞和积水情况未好转或恶化），总有效率为 85.9%。

【来源】张燕，许小凤. "通管助孕汤"治疗输卵管性不孕症 183 例. 光明中医，2012，27（12）：2450 – 2451

🪷 橘核通管汤

党参 12g　黄芪 15g　金银花 15g　连翘 9g　川楝子 6g　橘核 6g　厚朴 9g　枳实 9g　延胡索 9g　海藻 6g　昆布 6g　木香 9g　泽泻 9g　桃仁 9g　炮穿山甲 12g　路路通 9g　地龙 12g

【用法】水煎服，每天 2 次，每日 1 剂。

【功效】活血化瘀，清热利湿。

【适应证】**输卵管阻塞性不孕（湿热瘀滞型）**。

【来源】胡国华,罗颂平. 全国中医妇科流派研究. 北京:人民卫生出版社,2012:395

消抗汤

党参20g 黄芪20g 女贞子15g 枸杞子15g 黄花金龟15g 鹿衔草15g 丹参15g 当归10g 紫草15g

【用法】水煎服,每天2次,每日1剂,经期停用。1个月为1疗程。

【功效】健脾补肾,益气养血,清热解毒,利湿化浊。

【适应证】**女性抗精子抗体阳性不孕症(肾气虚型)。**

【临证加减】若有热毒者,去黄花金龟、鹿衔草,加黄柏10g、金银花10g、连翘10g、白花蛇舌草10g;若肾阴亏者,加生地黄10g、熟地黄10g、天冬10g、天花粉10g;若肾阳虚者,加鹿角霜10g、淫羊藿10g、肉苁蓉10g。

【疗效】自拟消抗汤治疗女性抗精子抗体阳性不孕症25例,结果治疗3个疗程,抗精子抗体转阴23例,占92%,治愈11例(抗精子抗体转阴并怀孕),无效2例(治疗3个疗程抗精子抗体未转阴者),治愈率为44%。

【来源】杨宏巍,何桂英. 自拟消抗汤治疗女性抗精子抗体阳性不孕症25例. 福建中医药,2008,(2):44

补肾祛瘀汤

熟地黄30g 生地黄30g 黄芪15g 赤芍15g 当归10g 桃仁10g 菟丝子15g 淫羊藿15g 丹参15g 枸杞子10g 香附10g 炙甘草10g

【用法】水煎服,每天2次,每日1剂。月经第7天开始服药,连服15天为1个疗程,每月只服1个疗程,为1个治疗周期。若1个治疗周期后检查抗体仍未转阴,第2月月经第7天开始第2个治疗周期,依此类推。共治疗3个周期。

【功效】补肾祛瘀。

【适应证】**免疫性不孕(血清抗精子抗体、抗子宫内膜抗体、抗卵巢抗体及抗人绒毛膜促性腺激素抗体中有1项或1项以上阳性,肾虚血瘀型)。**

【疗效】补肾祛瘀法治疗免疫性不孕70例,治愈46例(治疗1~3个疗程后抗体转阴或滴定度下降，1 年内妊娠），好转 17 例（治疗 1~3 个疗程后抗体转阴或滴定度下降，1 年内未妊娠），无效 7 例（治疗 1~3 个疗程后抗体仍为阳性或滴定度无下降，1 年内未妊娠），总有效率为 90%。

【来源】钟晓玲，张忠，郑庆元等. 补肾祛瘀法治疗免疫性不孕 70 例. 河南中医，2009（4）：355 - 356

🪷 种子转阴汤

紫石英 15g　党参 15g　续断 15g　淫羊藿 15g　黄芩 9g　徐长卿 9g　菟丝子 9g　当归 9g　白芍 9g　白术 9g　茯苓 9g　炙甘草 9g　熟地黄 12g　川椒 1.5g　鹿用霜 6g　川芎 6g

【用法】水煎服，每天 2 次，每日 1 剂。月经第 7 天开始，连服 3 天停药 1 天。

【功效】温补肾气，祛邪抑抗。

【适应证】**不孕症（气滞血瘀型），本方治疗免疫性不孕。**

【疗效】左某，27 岁，结婚 2 年余未孕，查抗精子抗体与抗子宫内膜抗体为阳性，给予种子转阴汤，服药 24 剂后复查抗精子抗体弱阳性，抗子宫内膜抗体阳性，继服上方 1 个月后复查抗精子抗体与抗子宫内膜抗体均转阴性，4 个月后成功怀孕。

【来源】肖承棕，吴熙. 中医妇科名家经验心悟. 北京：人民卫生出版社，2009：571

🪷 调气和血方

当归 9g　川芎 3g　白术 9g　苏梗 9g　陈皮 4.5g　砂仁 2.4g　茯苓 9g　白芍 4.5g　苎麻根 12g　南瓜蒂 5 只，玫瑰花 1.5g

【用法】水煎服，每天 2 次，每日 1 剂。

【功效】调气和血养胎。

【适应证】**胎萎不长（母体气虚型）。**妊娠 6~7 月，忽然胎动停止，但孕妇脉不涩，舌唇未现青紫。

【临证加减】心悸者，加麦冬 6g、五味子 4.5g；气虚体弱者，加党参 9g、炙黄芪 10g、淮山药 9g；肾虚腰酸者，加杜仲 9g、熟地黄 9g、续断 9g、菟丝子9g；有热者，加淡黄芩6g、鲜生地黄12g；腹痛者，加佛手4.5g；有梅毒者，加土茯苓12g、金银花12g、生地黄10g、甘草3g；胸膈不畅者，加杏仁9g、炒枳壳2.4g。

【疗效】方某，25岁，妊娠5月余，久患肠炎泄泻，于3日前忽觉胎动停止，即往产科检查，发现胎儿心音不闻，腰酸腹痛，但无下垂感，给予本方5剂，服至第4剂后，胎微动，经产科复查，已闻胎心音，以后续给养胎益气方调治而愈。

【来源】吴大真，乔模. 现代名中医妇科绝技. 北京：科学技术文献出版社，2000：186

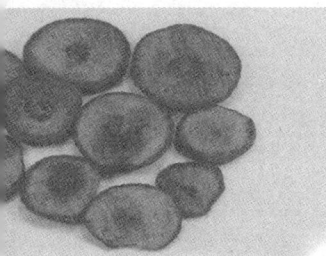

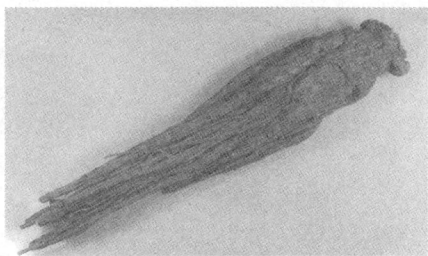

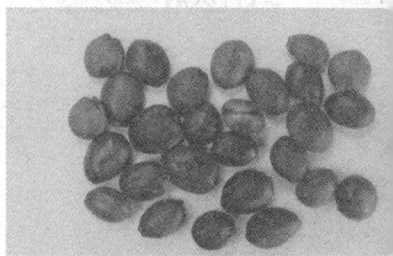

第十七章

子宫肌瘤

子宫肌瘤是指以子宫增大，月经异常为主要症状的女性生殖道最常见的良性肿瘤，由平滑肌及结缔组织组成。子宫肌瘤的临床发病率高，30 岁以上妇女约 20% 有子宫肌瘤。

本病的诊断要点：①可以有月经量多、经期延长、白带增多的症状，部分患者可触及下腹部包块；②B 超可以显示子宫肌瘤的数目、形态、大小、部位。

本病属于中医学"癥瘕"范畴。癥瘕的发生，主要是由于机体正气不足，风寒湿热之邪内侵，或七情、房室、饮食内伤，脏腑功能失调，气机阻滞，瘀血、痰饮、湿浊等凝结日久，聚集而成。根据有形之邪内结的基本病机，本病的治疗原则为活血化瘀，软坚散结。对无症状或较小的子宫肌瘤可不予治疗，若妊娠合并子宫肌瘤需在医生指导下服药。

化瘀扶正消瘤汤

三棱15g　莪术12g　水蛭10g　当归20g　赤芍15g　桃仁15g
红花12g　香附15g　党参30g　黄芪30g　鹿角胶10g（烊化）　昆布
15g　牛膝15g

【用法】水煎服，每天2次，每日1剂。

【功效】活血化瘀，软坚消癥。

【适应证】**子宫肌瘤（气滞血瘀型）。**

【临证加减】气虚甚者，加西洋参10g或太子参10g；气滞较重者，加柴
胡9g、郁金10g；经量过多者，加三七6g、荆芥炭10g；肾虚腰痛，下肢痿软
者，可加枸杞子10g、杜仲10g；带下量多色黄者，加芡实10g、黄柏6g。

【疗效】以本方治疗子宫肌瘤98例，治愈21例（临床症状消失，B超检
查子宫肌瘤消失），显效25例（临床症状基本消失，B超检查子宫肌瘤缩小
1/2以上），有效39例（临床症状好转，B超检查子宫肌瘤缩小1/2以下），
无效13例（临床症状无改善，B超检查子宫肌瘤无变化或增大），总有效率
86.8%。随访痊愈者6个月无复发，部分显效或有效患者绝经后瘤体自然
消失。

【来源】王辉. 自拟化瘀扶正消瘤汤治疗子宫肌瘤98例. 光明中医，2012，27
（3）：499－500

灭瘤肛栓

山慈菇6g　水蛭9g　虻虫9g　茯苓6g　穿山甲9g　延胡索3g
夏枯草9g　鲜紫花地丁9g

【用法】以上各药干品磨成粉，鲜品捣成泥后与生理盐水和在一起，塞入
空心胶囊内，此栓现用现做。用药时间：每月月经周期第2天开始用药，于
排便后20分钟，肛门局部温水洗净后，以医用指套套食指后，塞2粒做好的
栓剂于肛门内约4cm左右。共用药12天为1个疗程。如有2天以上大便1次

者，可隔天栓剂塞肛 1 次。用药 2 个疗程后可做 B 超复查 1 次，直到肌瘤消失或者 6 个周期仍未见肌瘤减小者。

【功效】活血化瘀、破积消癥。

【适应证】**子宫肌瘤（血瘀型）。**

【疗效】以本方治疗子宫肌瘤 120 例，痊愈 80 例（用药 2～6 个疗程内，B 超提示子宫肌瘤消失），有效 28 例（用药 2～6 个疗程内，B 超提示子宫肌瘤较用药前缩小 1/2 以上），显效 8 例（用药 2～6 个疗程内，B 超提示子宫肌瘤较用药前缩小 1/3～1/2），无效 4 例（用药 6 个疗程后，B 超提示子宫肌瘤与用药前比较无明显变化），总有效率达 96.7%。

【来源】林芳，刘凤霞. 自拟灭瘤肛栓治疗子宫肌瘤 120 例. 福建中医药，2009，(3)：26-27

桂红鳖甲丸

桂枝 6g　茯苓 9g　红花 9g　牡丹皮 9g　莪术 9g　桃仁 9g　鳖甲 15g　海藻 9g　昆布 9g　蒲公英 9g　香附 6g　夏枯草 15g

【用法】上药制成 45g 药丸，每服 9g，日 2 次。连服 3 个月为 1 个疗程。

【功效】通络散瘀，软坚散结，清热消坚。

【适应证】**子宫肌瘤（气滞血瘀型）。**症见：下腹包块，小腹胀痛或刺痛，月经量多，经期延长，经色紫黯，经质黏稠有块；下腹坠胀，乳房胀痛，精神抑郁。舌质紫黯或有瘀斑，脉沉弦涩。

【疗效】桂红鳖甲丸治疗子宫肌瘤 68 例，治愈 3 例（肌瘤消失），显效 17 例（肌瘤缩小 1/2 以上者），有效 12 例（肌瘤缩小 1/3 以上者），无效 36 例（未达到有效标准者），总有效率为 47.1%。

【来源】马蓉，程慧莲. 桂红鳖甲丸治疗气滞血瘀型子宫肌瘤 68 例. 河南中医，2010（4）：382-383

金英合剂

金疮小草（白毛夏枯草、筋骨草）18～20g　白英（白毛藤）18～24g　瓜子金 15g　橘核 12g　鳖甲（先煎）12g　化橘红 6g　薏苡仁 15g　琥珀末（入煎）10g　茯苓 3g

【用法】水煎服，每天 2 次，每日 1 剂。于月经干净后，服用本方 20 剂左右，经期停服。

【功效】活血化瘀，软坚消瘤。

【适应证】**子宫肌瘤（气滞血瘀型）**。症见：月经过多或月经不调或有痛经，甚至头晕乏力，腰痛，下腹坠胀等。

【临证加减】若气滞血瘀见月经量多夹有瘀块，小腹胀痛，拒按者，加川楝子 6g、丹参 12g、赤芍 10g、莪术 6～10g、黄药子 6g；若阴虚肝旺兼血瘀，月经量多或淋漓不净者，加女贞子 10g、旱莲草 12g、白芍 10g、昆布 10g、龟板 12g；若气阴两虚兼血瘀，月经量多或夹少许血块，或经期延长者，加党参 12g、山药 15g、茯苓 10g、丹参 12g、赤芍 10g；若肌瘤较大者，加莪术 6～10g、黄药子 6g；如脾胃不足，食欲欠佳者，加茯苓 10g、鸡内金 10g、白豆蔻 10g。

【疗效】以本方治疗子宫肌瘤 47 例，结果临床痊愈 24 例（症状消失，子宫恢复正常大小），显效 10 例（症状基本消失，肿瘤明显缩小），有效 3 例（症状明显改善，但肿瘤缩小不明显或未缩小），无效 10 例（症状及体征均无改善，或肿瘤有所增大），总有效率 78.7%。

【来源】李衡友. 李衡友论治妇科病. 上海：上海中医药大学出版社，2004：21

宫肌瘤丸

桂枝　茯苓　赤芍　桃仁　丹皮　蒲黄　五灵脂（各等份）

【用法】上述药物共研为细末，以蜜炼为丸，每丸重 3g。每服 3 丸，每晚 1 次，温开水送下。

【功效】疏肝活血，化瘀消瘤。

【适应证】**子宫肌瘤（肝郁气滞血瘀型）**。月经量多或经量多少不定，但经期延长，经色暗或有血块。

【疗效】莫某，45 岁，因月经过多，在医院妇检发现子宫增大，B 超检查示：子宫明显增大，长径 6.1cm，厚径 6.8cm，宫体中部见 3 个强回声光团，大小分别为 2.4cm×2.3cm、1.9cm×2cm、1.8cm×1.5cm，提示为子宫肌瘤。治疗投以宫肌瘤丸 30 枚，每晚服 3 枚。两月后 B 超复查，子宫已缩小，长径为 6.5cm、厚径 6cm，子宫肌瘤之光团缩小，约 2cm×2cm，双侧附件未见异常。

【来源】邱世君. 邓铁涛医案与研究. 北京：人民卫生出版社，2004：308

子宫肌瘤经期方

当归9g　地黄9g　白芍9g　川芎9g　茜草9g　丹参15g　阿胶12g（兑）　刘寄奴9g　益母草12g　蒲黄炭9g　紫草根15g

【用法】水煎服，每天2次，每日1剂。

【功效】养血活血止血。

【适应证】**子宫肌瘤行经期（湿热壅滞型）**。症见：月经量多或兼少腹疼痛，舌黯或有瘀点，苔薄，脉沉弦。

【临证加减】经来量多如注者，可选加赤石脂30g、棕榈炭9g、乌贼骨9g；偏热者，加炒贯众30g、地榆炭30g；偏寒者，加炮姜炭6g、艾叶炭9g；若心慌气短者，加党参20g、黄芪20g；气虚下陷，小腹坠胀者，合用补中益气汤；腰痛者，加续断15g、杜仲12g。

【来源】刘云鹏，等. 中医临床家刘云鹏. 北京：中国医药科技出版社，2001：163

子宫肌瘤非经期方

当归9g　川芎9g　地黄9g　白芍9g　桃仁9g　红花9g　昆布15g　海藻15g　三棱9g　莪术9g　䗪虫9g　丹参15g　刘寄奴15g　炙鳖甲15g

【用法】水煎服，每天2次，每日1剂。

【功效】养血活血止血。

【适应证】**子宫肌瘤非行经期（湿热壅滞型）**。症见：少腹疼痛，舌黯红有瘀点，苔薄，脉沉弦。

【临证加减】若少腹胀者，加木香9g、香附12g、枳实9g；腹胀者，加乌药9g、牛膝9g；头眩晕、脉弦，加夏枯草15g、石决明18g；若失血过多，心慌气短者，加党参15g、黄芪18g。

【疗效】林某，43岁，月经过多3年余，加重半年。妇检：子宫鸭蛋大，质硬，右侧附件可触及一囊性包块，边界不清；左侧增粗，压痛（+）。B超探查：子宫切面内径6.8cm×5.6cm×4.5cm，其内可见一3.2cm×2.1cm大小等回声光团，子宫后出现一5.0cm×2.1cm大小包块回声。诊断：①子宫肌瘤；②附件包块。根据月经周期分别使用，非经期方和经期方加味，一月后，B超复查：子宫肌瘤缩为2.0cm×1.8cm，右侧附件区有一2.6cm×1.6cm大小低回声光团，边界清晰。继守原方治疗一月，再次B超复查，肌瘤及附件包块均消失。

【来源】刘云鹏，等. 中医临床家刘云鹏. 北京：中国医药科技出版社，2001：169

❀ 加减芩连四物汤

　　黄芩10g　黄连10g　生地黄10～15g　白芍6～10g　当归10g
川芎5g

【用法】水煎服，每天2次，每日1剂。

【功效】清热燥湿，养血和血，调理冲任。

【适应证】**子宫肌瘤（血热湿蕴，冲任失调型）**。症见：腹部包块，子宫出血，月经量多，月经淋漓不断，深红色或黯紫色，夹有血块。

【临证加减】阴虚明显者，加玄参10g、麦冬10g、旱莲草10g；寒湿明显者，加柴胡6g、荆芥穗10g；肾虚明显者，加续断10g、菟丝子10g、熟地黄12g、石莲10g；血热较重、出血多（或不规则）者，去当归、川芎，加地骨皮10g、青蒿10g、椿根皮12g、乌贼骨15g、生牡蛎15g；出血不止者，加侧柏炭10g、棕榈炭10g、贯众炭10g、阿胶10g；头晕、头痛，肝旺明显者，加桑叶10g、菊花10g、女贞子10g、旱莲草10g、生龙齿15g、珍珠母12g；脾虚明显者，加太子参10g、山药10g、莲子肉10g、白术10g；湿热下注者，加瞿麦12g、车前子10g、木通6g；气滞疼痛明显者，加川楝子10g、延胡索10g、五灵脂10g、香附10g。

【疗效】以本方治疗子宫肌瘤患者22例，结果全部病例子宫出血得以控制，临床症状有所改善。局部情况经检查，肌瘤未见发展，个别有所缩小。从其主要症状改善的情况来看，月经量多19例中13例恢复正常；6例血量减少；行经日久14例中13例恢复正常，1例行经时间缩短；腰痛腹痛14例中2例消失，12例明显减轻；带下量多6例中5例恢复正常，1例白带量减少。

【来源】北京中医医院，北京市中医学校. 刘奉五妇科经验. 北京：人民卫生出版社，2006：77

贯仲散

贯众炭9g　茜根炭9g　荆芥炭9g　地榆炭9g　当归6g　赤芍12g
熟地炭15g　白蔹9g　青天葵12g　甘草6g

【用法】水煎服，每天2次，每日1剂。

【功效】祛瘀止血，清热调经。

【适应证】**子宫肌瘤（血瘀夹热型）**。症见：月经量多或淋漓不尽，色暗，有块。

【疗效】梁某，28岁，阴道流血淋漓不止3个多月，血色晦暗夹有瘀块，伴小腹疼痛而拒按，医院病理检查，诊为"子宫肌瘤"，以贯仲散，连服药40余剂，崩漏停止，月经复常。随访，子宫肌瘤已消失。

【来源】董建华. 中国现代名中医医案精华. 北京：北京出版社，1990：2182

疏肝散结方

柴胡9g　生牡蛎30g（先下）　丹参15g　赤芍15g　玄参15g
当归15g　夏枯草15g　海藻15g　昆布15g　海浮石（先下）15g　牛膝15g　川贝3g（冲服）

【用法】水煎服，每天2次，每日1剂。

【功效】疏肝软坚散结。

【适应证】**子宫肌瘤（气滞血瘀型）**。

【临证加减】若乳腺增生者，加蒲公英30g；甲状腺肿瘤者，加桔梗10g、小金丹1日3次，每次1丸；妇女更年期子宫肌瘤，月经过多者，加牛膝10g、泽兰叶15g、茺蔚子30g；若颈淋巴结炎，去牛膝，加桔梗10g、枳壳10g。

【疗效】郭某，54岁，妇科检查，发现子宫肌瘤2枚，大如鸡卵，以本方治疗数月，子宫肌瘤已萎缩。

【来源】吴大真，乔模. 现代名中医妇科绝技. 北京：科学技术文献出版社，2000：228

海藻消癥汤

丹参20g　黄芪20g　桂枝10g　丹皮10g　赤芍10g　当归10g

香附 10g　夏枯草 10g　海藻 15g　浙贝母 12g　山慈菇 12g　甘草 3g

【用法】水煎服，每天 2 次，每日 1 剂。

【功效】活血化痰，散结消癥。

【适应证】**子宫肌瘤（气滞血瘀型）。**

【疗效】王某，35 岁，患子宫肌瘤 6 年。妇科检查：子宫颈轻度糜烂，子宫后位，宫体如妊娠 2 个月大小，质硬，触及 3 个约 2cm 结节，无压痛。方用海藻消癥汤加减，经后连服 20 剂。治疗 10 个月后，月经规律，妇检：子宫正常大小。

【来源】吴大真，乔模. 现代名中医妇科绝技. 北京：科学技术文献出版社，2000：218

🪷 参芪龙牡汤

党参 12～18g　黄芪 15～30g　白术 12～15g　生龙骨 30g　煅牡蛎 30g　鸡内金 15g　五味子 9～12g　地榆 12～18g　煅瓦楞子 10～12g　龟板 9～15g　玄参 12～18g　黄芩 6～9g　何首乌 12～18g

【用法】水煎服，每天 2 次，每日 1 剂。

【功效】益气养阴，软坚散结。

【适应证】**子宫肌瘤（气虚郁滞型）。**

【临证加减】若无虚证，去党参、黄芪；若月经提前，则龟板用量为 15g；若肾虚症状明显，大便干，何首乌用至 18g。

【来源】胡国华，罗颂平. 全国中医妇科流派研究. 北京：人民卫生出版社，2012：402

🪷 化癥消痕汤

茯苓 24g　鳖甲 20g　桃仁 15g　赤芍 9g　桂枝 9g　昆布 9g　穿山甲 9g　海藻 9g　丹皮 9g　当归 12g　莪术 12g

【用法】水煎服，每天 2 次，每日 1 剂。

【功效】化癥利湿，软坚散结。

【适应证】**子宫肌瘤（气滞血瘀型）。**本方也可用于治疗证属气滞血瘀的卵巢囊肿。

【疗效】张某，32岁，B超示：子宫后壁探及数个低回声结节，最大约为16.9mm×11.3mm，诊断：子宫肌瘤。以化癥消瘕汤为主，加减治疗1个月，随访彩超示子宫及附件声像图未见异常。

【来源】胡国华，罗颂平. 全国中医妇科流派研究. 北京：人民卫生出版社，2012：395

宋氏消瘰丸

玄参10g 土贝母10g 牡蛎12g 莪术9g 海藻9g 昆布9g 橘核9g 青皮9g 威灵仙9g

【用法】水煎服，每天2次，每日1剂。

【功效】祛瘀化痰，消癥散结。

【适应证】**子宫肌瘤（气滞血瘀型）**。本方也可用于气血瘀阻型子宫腺肌症、子宫内膜异位症、子宫肌瘤、卵巢囊肿、乳腺增生。

【临证加减】若腹痛剧烈者，加川楝子10g、延胡索10g；月经过多有块者，加茜草炭10g、蒲黄炭10g、龙血竭5g。

【来源】胡国华，罗颂平. 全国中医妇科流派研究. 北京：人民卫生出版社，2012：433

三子三黄调经汤

苏子10g 白芥子10g 莱菔子10g 大黄10g 蒲黄10g 片姜黄10g 川牛膝10g 益母草15g 茜草15g

【用法】水煎服，每天2次，每日1剂。

【功效】化痰逐瘀，通络调经。

【适应证】**子宫肌瘤（痰瘀内结型）**。症见：月经后错，闭经，痛经，不孕症。

【来源】胡国华，罗颂平. 全国中医妇科流派研究. 北京：人民卫生出版社，2012：470

参茜固经冲剂

升麻9g 党参12g 白术6g 生地黄12g 白芍9g 女贞子12g 旱莲草12g 生蒲黄12g 生槐米12g 大蓟12g 小蓟12g 生山楂12g 茜草12g

【用法】水煎服，每天2次，每日1剂。也可将本方制成颗粒剂，冲服。

【功效】益气养阴，清热凉血，祛瘀生新。

【适应证】**子宫肌瘤（气滞血瘀型）**。症见：子宫肌瘤小于5cm，月经过多。本方也可用于排卵性功能失调性子宫出血、子宫内膜异位症所致的月经过多；产后或人工流产后、刮宫后及放环后月经过多等。

【来源】肖承棕，吴熙. 中医妇科名家经验心悟. 北京：人民卫生出版社，2009：51

子宫肌瘤1号片

白花蛇舌草30g　两面针18g　石打穿8g　铁刺苓30g　夏枯草15g　生牡蛎30g　三棱9g　莪术9g　党参15g　白术9g　木馒头30g

【用法】水煎服，每天2次，每日1剂。于非月经期用药。

【功效】理气活血，软坚散结。

【适应证】**子宫肌瘤（气滞血瘀型）**。本方也可用于卵巢囊肿或子宫腺肌症。

【来源】肖承棕，吴熙. 中医妇科名家经验心悟. 北京：人民卫生出版社，2009：287

莪术消癥汤

柴胡10g　制香附10g　白芍10g　生地黄10g　当归10g　川芎10g　桃仁10g　红花10g　三棱10g　莪术20g　黄芪20g　穿山甲10g　三七粉10g（分2次冲服），苍术10g　茯苓20g　炙甘草6g

【用法】水煎服，每天2次，每日1剂。经期停服。3个月为一疗程，连服2个疗程。

【功效】理气行滞，活血化瘀，化痰消癥，益气养血。

【适应证】**子宫肌瘤（气滞血瘀，痰湿凝滞型）**。

【疗效】以本方治疗子宫肌瘤60例，口服自拟莪术消癥汤，分别在服药前、服药后3个月、6个月复查B超，观察统计子宫肌瘤形态学变化。结果：60例子宫肌瘤患者中，肌瘤消失16例，明显缩小25例，缩小15例，总有效率为93.33%。治疗前后子宫肌瘤形态学变化比较有统计学意义（$P < 0.01$）。

【来源】梁新忠，吕淑娴，李亚清. 莪术消癥汤治疗子宫肌瘤60例B超观察. 四川中医，2011，29（11）：92

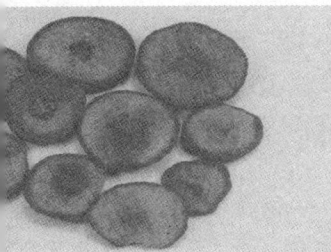

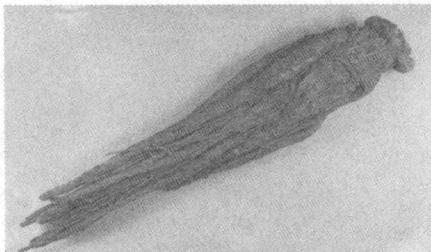

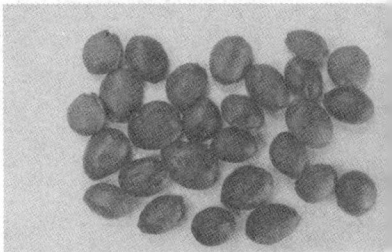

第十八章

卵巢囊肿

卵巢囊肿是妇科的常见病、多发病，属卵巢良性肿瘤的一种，可以发生于任何年龄阶段，一般多见于中年妇女。早期肿块较小多无症状，常在妇科检查时偶然发现。肿瘤增至中等大时，可感觉腹胀或扪及肿块，边界清楚，卵巢良性肿块多出现在一侧。B超检查可提示肿块的大小、部位、形态和性质。

卵巢囊肿属于中医学"癥瘕"范畴。本病的发病与七情所伤及六淫之邪内侵密切相关；如经期或产后外感风寒，或内伤生冷或郁怒伤肝造成正气内损、脏腑失和，日久而成。本病的治疗以活血化瘀为基本治则，兼以健脾运湿或益气补虚。

化瘀消囊肿汤

蟅虫 6g 水蛭 3g 炮山甲（研粉冲）2g 丹参 10g 桃仁 6g 红花 6g 蒲黄（包）10g 五灵脂 10g 制没药 10g 炙鳖甲（先入）10g 三棱 6g 莪术 6g 皂角刺 6g 茯苓 15g 桂枝 10g 当归身 10g 白芍 10g 川芎 10g 淮牛膝 6g

【用法】上药以水煎 2 次，取汁 400ml，分早晚 2 次，餐前温服，每日 1 剂。经期不停药，但如经行量多时，需暂停 12 天。20 天为一疗程。

【功效】活血化瘀。

【适应证】**卵巢囊肿（气滞血瘀型）**。

【临证加减】腹痛者，加延胡索 10g、广木香 6g；便秘者，加大黄 10g；便溏者去桃仁、当归，加炒白术 10g、山药 15g；恶心呕吐者，加姜半夏 10g、陈皮 10g；阳虚者，加炮附子 9g；阴虚者，加炙龟板 10g；气虚者，加党参 12g、黄芪 12g。

【疗效】以本方治疗卵巢囊肿 50 例，经 1 个疗程治疗后，治愈 30 例，显效 15 例，有效 5 例，20 例未愈者继续治疗，在第 2 疗程结束后，全部治愈。随访半年，均无复发。

【来源】石志乔. 化瘀消囊肿汤治疗卵巢囊肿 50 例疗效观察. 成都中医药大学学报，2012，35（3）：37 - 38

养血化瘀消癥汤

当归 10g 川芎 6g 赤芍 10g 白术 10g 土茯苓 20g 泽泻 10g 丹参 25g 莪术 10g 香附 10g 皂角刺 15g 炙甘草 6g

【用法】水煎服，每天 2 次，每日 1 剂。

【功效】养血化瘀，健脾利湿，消癥。

【适应证】**卵巢囊肿（湿瘀互结型）**。本方也可用于治疗湿瘀互结所致子宫肌瘤、慢性炎性包块。

【临证加减】若久病体虚者，去泽泻，加黄芪20g；若肝郁气滞者，加柴胡6g、夏枯草15g；若寒湿凝滞者，加制附子10g（先煎1小时）、桂枝6g；若湿热下注，带下阴痒者，去川芎，加马鞭草15g。

【来源】胡国华，罗颂平. 全国中医妇科流派研究. 北京：人民卫生出版社，2012：547

甲猫消瘤汤

炮穿山甲15g　桃仁15g　赤芍15g　白术15g　青皮15g　鳖甲20g　黄芪20g　猫爪草20g　三棱20g　生地黄12g　当归12g　川芎10g　红花10g

【用法】上药加水浸过药面2～3cm，浸泡3～4小时后用武火煎煮至沸后，改用小火（保持微沸状态），头煎为40～50分钟，二煎为20～30分钟，两次药液混匀后分2次服。

【功效】活血祛瘀。

【适应证】卵巢囊肿（气滞血瘀型）。

【临证加减】如寒凝者，加桂枝6g、小茴香6g；气滞者，加郁金10g、香附10g；带下清稀者，加桑螵蛸12g、芡实10g；黄稠者，加黄柏10g、土茯苓10g；腹痛者，加延胡索10g；经量多者，加茜根10g、阿胶10g。

【疗效】以本方治疗卵巢囊肿350例，治愈333例（临床症状全部消失，B超复查双侧卵巢正常），有效12例（临床主要症状消失，B超复查囊肿缩小1/3～1/2），无效5例（临床症状部分缓解，B超复查无改变），总有效率为98.57%。治疗观察中，囊肿大小在2cm以内的一般服药1疗程；囊肿大小在3～5cm的一般服药3～4疗程；囊肿大小在6～8cm的或伴子宫肌瘤或伴巧克力型囊肿的服药6疗程。

【来源】邓水苟. 甲猫消瘤汤治疗卵巢囊肿350例疗效观察. 新中医，2012，44（12）：65－66

穿山甲散

炒穿山甲60g　醋炒三棱15g　醋炒莪术15g　鸡内金15g　牵牛子15g　醋炒大黄15g　五灵脂15g　郁金15g　川牛膝15g　当归30g

川芎 30g　丹参 30g　肉桂 15g　麝香 3g

【用法】上药除麝香外，共研成细末，再加麝香和匀，用瓷瓶密封待用，每日 3 次，每次 10g，白开水吞服。体弱者，炼蜜为丸亦可。

【功效】活血消癥。

【适应证】**卵巢良性肿块（血瘀型）。**

【临证加减】若体质较弱而羸瘦者，可兼服乌鸡白凤丸或丹参逍遥散；肿瘤较大，大便困难者，合大黄甘遂汤。

【疗效】经治 8 例，7 例有效。

【来源】江西省卫生厅. 杏林医选—江西名老中医经验选编. 南昌：江西科学技术出版社，1987：504

益气养阴煎

党参 9g　黄芪 9g　白术 9g　白芍 9g　天冬 9g　麦冬 9g　天花粉 15g　五味子 9g　枸杞子 9g　丹皮 9g　鹿角霜 9g　生地黄 9g　广木香 6g　佛手片 6g

【用法】水煎服，每天 2 次，每日 1 剂。

【功效】益气养阴固本。

【适应证】**卵巢癌术后化疗后（气阴不足型）。**

【来源】肖承悰，吴熙. 中医妇科名家经验心悟. 北京：人民卫生出版社，2009：288

清热消瘤煎

铁树叶 30g　八月札 30g　白花蛇舌草 30g　夏枯草 15g　蜂房 9g　半枝莲 30g　白术 9g　陈皮 6g

【用法】水煎服，每天 2 次，每日 1 剂。

【功效】清热解毒、软坚散结。

【适应证】**卵巢癌术后化疗后稳定期（瘀热残留型）。**

【来源】肖承悰，吴熙. 中医妇科名家经验心悟. 北京：人民卫生出版社，2009：288